DE LA PAROLE

ET

DU BÉGAIEMENT

TYPOGRAPHIE DE J. FREY, RUE CROIX-DES-PETITS-CHAMPS, 93.

DE LA PAROLE

ET
DU BÉGAIEMENT

CONTENANT

DES CONSEILS UTILES A TOUS LES HOMMES

POUR PERFECTIONNER LA FACULTÉ DE PARLER

L'ANALYSE DU RHYTHME DE LA PAROLE

PUISSANT RÉGULATEUR QUE PERSONNE N'AVAIT ENCORE EXPLIQUÉ

ET UNE MÉTHODE INFAILLIBLE

POUR LA CURE RADICALE DU BÉGAIEMENT

Par M. Honoré MATHIEU

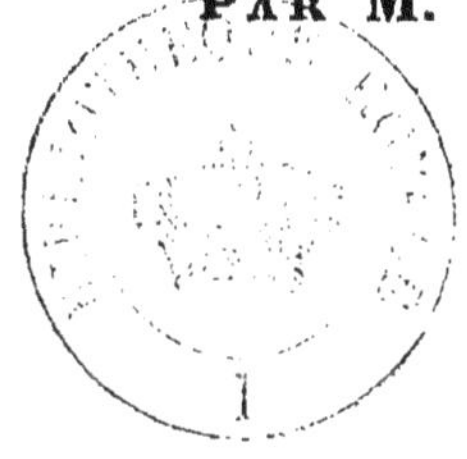

PRIX : 2 FR. 50

PARIS

CHEZ L'AUTEUR, RUE BOURBON-VILLENEUVE, 40

CHEZ J. B. BAILLIÈRE, LIBRAIRE DE L'ACADÉMIE ROYALE DE MÉDECINE

Rue de l'École-de-Médecine, 13 bis

ET CHEZ LES PRINCIPAUX LIBRAIRES

MDCCCXLVII

PRÉFACE

La Parole, celle de toutes nos facultés qui tient le premier rang dans la vie sociale, est sujette à une foule d'imperfections dont nous ne nous apercevons que trop rarement sur nous-mêmes.

Quelques hommes cependant s'avouent bien tacitement leur infériorité à cet égard; mais ils prétendent la cacher aux autres sous de faux airs. Maladroits! s'il leur est possible de nous tromper au premier coup d'œil, est-ce que deux mots de leur bouche ne nous mettront pas à même de les apprécier à leur juste valeur? L'artifice de ces gens-là vaut celui de certain animal qui, pour se soustraire à la vue du chasseur, cache sa tête dans un trou, sans s'occuper le moins du monde de tout le reste du corps, et dort ainsi tranquillement sur ses deux oreilles.

Les bègues sont peut-être les seuls qui conviennent parfois ouvertement de ne pouvoir bien parler. Quand ils ont l'esprit vif et sensible, ce qui arrive fréquemment, quel tourment pour eux de ne pouvoir déchaîner leur langue en écoutant les grossièretés arrogantes d'un malotru enrichi dans les tripotages, ou les longues et incohérentes bêtises d'un sot qui affecte de prononcer plus gracieusement que ses pareils.

J'oublie que ces sortes de réflexions sont peut-être déplacées ici : arrivons au but. Ce petit ouvrage ne contient pas un cours d'éloquence ; je m'y permets seulement quelques observations sur la manière de rendre les idées dans la conversation ; et même, quoiqu'il renferme, selon moi, des conseils utiles à beaucoup de monde, je dois dire que ce n'est point là ce qui fait son mérite : j'avertis le lecteur pour lui épargner le tort de me supposer des prétentions que je n'ai pas.

Mais je crois, avec de puissans motifs, avoir in-
diqué la véritable source du bégaiement, inconnue
jusqu'ici. Du reste, je donne, pour la cure de cette
pénible affection, une méthode simple et facile dont
je garantis l'efficacité, si elle est pratiquée avec
exactitude et intelligence. Cette méthode, loin de
rendre le langage ridicule et forcé, lui commu-
nique au contraire beaucoup d'aisance.

De plus, j'analyse le rhythme de la parole, et
c'est de là que je puis tirer quelque gloire; car
si l'existence de ce rhythme a été reconnue depuis
longtemps, personne n'a encore pu l'expliquer. Ma
découverte a donc un certain mérite.

PREMIÈRE PARTIE

DE LA PAROLE

I

Formation de la Parole

La Parole est l'expression des idées par des sons articulés.

Trois agens principaux concourent donc à sa formation : l'esprit, la voix et l'articulation.

L'*esprit* (1) est l'ensemble de toutes les facultés qui ont leur siége dans le cerveau, telles que l'imagination, l'intelligence, la mémoire, etc. Ainsi, soit

(1) Ce mot est pris dans le sens le plus étendu.

que les idées émanent de nous, soit qu'elles nous viennent d'autrui, la Parole a toujours son principe dans l'esprit.

La *voix* est formée par l'air, qui, avec le concours de la volonté, et au moyen d'efforts du thorax, part vivement des poumons dans le *larynx* (1), d'où il sort insensiblement en faisant résonner les cordes vocales. Le larynx, appelé encore *pomme d'Adam* ou *nœud de la gorge*, est très mobile dans la direction verticale : il monte ou descend en raison de l'élévation ou de la gravité du son. Les cordes vocales, placées à l'ouverture supérieure du larynx, sont séparées entre elles par une petite fente désignée sous le nom de *glotte*, dont la largeur varie en raison des mouvemens qu'il exécute. Si le son est tiré du fond de la poitrine, le larynx descend très bas et la fente glottale s'ouvre beaucoup; le contraire a lieu quand le son vient de la tête.

L'*articulation* donne à chacun des sons une foule de caractères distinctifs, dont les nombreuses combinaisons peuvent représenter exactement toutes les pensées à l'oreille : elle consiste dans l'action du pharynx, du palais, des mâchoires, des lèvres, des fosses buccales, des narines et surtout de la langue.

(1) L'air que l'on respire a pour conduits la bouche, le pharynx, le larynx, la trachée artère et les bronches, continuation de la trachée artère, bifurquée pour communiquer avec les deux poumons. Le thorax fait l'office de soufflet.

Les nerfs, qui servent d'intermédiaires, reçoivent les impressions de l'esprit et les communiquent aux muscles des organes de la voix et de l'articulation, en leur faisant successivement exécuter les divers mouvemens nécessaires à l'énonciation de toutes les syllabes.

Il serait peut-être bon de donner ici une description des organes qui servent à former la Parole; mais il vaut encore mieux soulager le lecteur de mille détails anatomiques très arides.

II

Influence de l'éducation sur la Parole

Tous les élémens de la faculté de parler nous sont donnés par la nature; cependant elle ne se manifeste pas sans le secours de l'éducation, qui la développe et la perfectionne.

Les divers peuples qui couvrent la surface du globe, offrent des particularités remarquables dans la parole, surtout dans le timbre de la voix. Quoi qu'en disent certains auteurs, ces différences proviennent moins de la trempe des organes que des mœurs et des habitudes acquises dans l'enfance. Qu'on aille chercher un négrillon bien jeune dans le fond de l'Afrique et qu'on le transplante à Paris, en grandissant, il parlera indubitablement comme les Parisiens.

En France, nous remarquons dans chaque province une disposition d'esprit, une allure d'expression, un organe, un accent particuliers. Nous sommes tous à même de faire ces observations, et, en entendant parler un homme, nous dirons de suite s'il est Gascon, ou Normand, ou Breton, etc. Un provincial peut faire les mêmes remarques sur les habitans des diverses contrées de sa province. Bien plus, un campagnard qui a l'oreille un peu fine distinguera, à la parole, les habitans de tel ou tel village à une lieue du sien. A Paris, les gens de la banlieue parlent-ils comme les citadins? et, parmi ces derniers, l'organe des cabarets est-il celui des salons?

Ces observations ne sont pas oiseuses : elles tendent à prouver que la parole reçoit une très grande influence de l'éducation et que, par conséquent, elle est toujours susceptible de perfectionnement.

Cependant je suis loin de prétendre que l'organisation de l'individu soit pour rien dans la manière de parler qui le distingue : ce serait là soutenir une absurdité. Il est certain que le grand développement de la poitrine et du larynx donne de la gravité et de la force à la voix; que les alimens légers ou lourds rendent la parole claire ou épaisse; que dans l'état maladif, elle est faible et paresseuse; que le tempérament nerveux parle plus vite que le lymphatique, et le sanguin, avec plus de fermeté. Mais, outre que ce sont là des causes particulières qui agissent plus ou moins partout, on peut assurer que les effets de l'éducation modifient considérablement ceux du tempérament.

Nous allons, par un coup d'œil rapide, examiner successivement les divers agens de la Parole.

III

De l'Esprit

Chez quelques hommes, l'esprit est une source intarissable d'où découlent abondamment des pensées grandes, saines et belles; chez beaucoup d'autres, c'est une pauvre mère qui n'accouche qu'avec les plus pénibles efforts d'une idée chétive et difforme. Il est des hommes doués d'une telle pénétration qu'un rien les conduit à mille découvertes; on en voit de si bouchés, que les plus grandes explications ne leur font presque rien entendre. Enfin tel qui a infiniment d'esprit dans la solitude, peut n'en pouvoir montrer dans la société; et tel qui est incapable de la moindre réflexion sensée quand il est livré à lui-même, babillera pendant plusieurs heures sans discontinuer en présence d'un grand auditoire.

Après l'esprit proprement dit, la première chose nécessaire pour bien parler, c'est ce qu'on appelle la *mémoire verbale*, qui semble être un don tout particulier de la nature : l'un sans l'autre, la parole est défectueuse. Ces deux facultés peuvent acquérir, par l'étude et l'exercice, un degré de développement et de perfectionnement proportionné à leur importance primitive.

Celui qui veut étendre et embellir son esprit, doit en étudier les dispositions et les cultiver avec soin, sans les forcer, en approchant insensiblement de son but. Mais comment doit-il procéder en cette occasion ? Il y aurait sans doute de la témérité à donner mon avis là-dessus, et du reste, si j'essayais de le faire, je serais entraîné, malgré moi, dans de longues et nombreuses dissertations, que m'interdissent les bornes très restreintes de ce livre.

Mais, en toutes choses, l'exercice produit des effets très salutaires, quand il n'est pas poussé à l'excès. Observons tout avec attention, et rendons-nous compte exactement de nos moindres perceptions ; lisons de bons ouvrages avec fruit, et goûtons la conversation de personnes spirituelles et sensées ; surtout ne parlons jamais sans avoir préalablement bien réfléchi :

« Ce que l'on conçoit bien s'énonce clairement
» Et les mots pour le dire arrivent aisément. »

Voulons-nous exprimer une idée simple, il faut d'abord que notre esprit la saisisse de manière à la posséder parfaitement, sinon nous serons indubitablement embarrassés en l'exprimant, car il est impossible de donner ce qu'on n'a pas. Voulons-nous énoncer une idée compliquée, notre esprit doit la débrouiller sur-le-champ, en fixer rapidement les parties principales, prendre un tour pour exprimer la première, et passer ainsi sur les autres successivement.

IV

De la Voix

Les bonnes productions de l'esprit plaisent à l'esprit, mais cela ne suffit pas pour la Parole, qui doit encore plaire à l'oreille.

Il existe une variété infinie dans les sons de voix : chacun a la sienne propre, et il n'est peut-être pas deux personnes au monde qui l'aient absolument semblable : elles sont plus ou moins graves, aiguës, fortes, faibles, rudes, douces, etc.

Les diverses nuances des voix sont presque toujours l'empreinte des caractères de l'âme ; la voix des gens bien élevés a quelque chose qui prévient agréablement ; celle des gens grossiers est repoussante ; l'âme basse, dans quelque condition qu'elle se trouve, se manifeste presque toujours dans la voix.

La voix grave et modérément sonore est celle qui convient le mieux à l'homme ; la voix douce et moelleuse est celle qui plaît ordinairement le plus chez la femme.

Un beau son de voix serait insipide s'il roulait toujours sur le même ton ; il faut en savoir varier les inflexions et les adapter avec intelligence au sens de chaque phrase, de chaque mot et même de chaque syllabe.

La voix du chant est tellement différente de celle qui concourt à la formation de la Parole, que le même individu a souvent deux sons de voix très distincts : on rencontre des gens qui chantent bien et qui parlent d'une manière désagréable ; on en voit d'autres dont la Parole plaît beaucoup et qui chantent très mal.

Le chant est soumis à des règles fixes qui déterminent la valeur et la place des sons, et dont il est interdit de s'écarter le moins du monde ; la voix parlée, qui n'a d'autres règles que le goût, donne des sons simples, inappréciables, et il est impossible de fixer par écrit la manière de la diriger.

Mais on peut indiquer les moyens de corriger un organe désagréable. Celui qui veut corriger son organe, doit choisir quelque bon modèle qu'il se sente bien disposé à imiter en partie, emprunter insensiblement sa voix, en y apportant avec goût des modifications, et s'exercer ainsi assez longtemps pour parvenir à se rendre naturelle cette nouvelle manière de parler. Mais, pour réussir en cela, il faut avoir de l'intelligence, de l'aplomb et de la persévérance.

« *Pour bien parler français*, dit un proverbe, *il ne faut pas avoir d'accent.* » En effet, tous ont leur défaut : les uns font parler constamment sur le même ton, les autres mettent de la variété dans les inflexions, mais avec si peu d'intelligence qu'il vaut mieux l'uniformité ; quelquefois ils élèvent ou baissent la voix mal à propos ; quelquefois ils rendent brèves les syllabes longues, et *vice versà* ; il en est qui prononcent certaines consonnes d'une manière toute particulière ; enfin, leur défaut le plus commun est la prononciation à pleine bouche. Ajoutons sans crainte que plus l'accent est prononcé, plus il dénote une mauvaise éducation et une origine peu relevée.

V

De l'Articulation

L'articulation nette et distincte dépend de la délicatesse des organes, d'une bonne habitude contractée dès l'enfance, et d'un fréquent exercice de la parole. Les femmes, qui ont l'organisation si déliée, qui s'habituent de bonne heure à mettre de la grâce dans tout ce qu'elles font, et qui aiment tant à babiller, les femmes articulent admirablement bien ; les campagnards, dont la structure est ordinairement rude et grossière, qui parlent peu, qui sont façonnés à tous les usages rustiques, prononcent avec beaucoup moins de facilité et de grâce que les habitans des villes.

L'articulation est sujette à beaucoup de défauts ; mais quand ils ne sont pas le résultat d'un vice réel de l'un de ses organes, on peut y remédier en plaçant ces derniers dans une position qui leur laisse beaucoup de jeu : une simple attraction des lèvres, comme pour les pincer, dispose l'ensemble des organes de l'articulation d'une manière très favorable à la liberté d'action, et donne même de la finesse à la prononciation. Parmi les défauts en question, il en est qu'on ne peut guérir qu'à l'aide de la volonté la plus ferme et la plus persévérante.

Les principaux vices de l'articulation sont au nombre de quatre : le *grasseyement*, la *blésité*, le *balbutiement* et le *bredouillement*.

Le *grasseyement* consiste dans la prononciation de la lettre *r*, soit avec le gosier, soit de toute autre manière inexacte ; on le guérit en s'habituant insensiblement à le prononcer de la bonne manière, c'est-à-dire avec la pointe de la langue et le palais.

La *blésité* substitue une lettre à une autre, comme *Sine* pour *Chine*, *tar* pour *car*. C'est ordinairement une mauvaise habitude dont nous pouvons nous défaire. A cet effet, nous devons étudier sur un sujet qui parle très bien, la disposition de ses organes de l'articulation, quand il prononce les consonnes défectueuses chez nous ; puis nous attacher, en prononçant ces syllabes, à placer nos organes dans la même position, et enfin nous habituer peu à peu à cette nouvelle prononciation.

Le *balbutiement* est le défaut de celui qui parle sans bien posséder ce qu'il veut dire. C'est un vice de l'esprit assez difficile à corriger entièrement. On peut y remédier un peu par les moyens indiqués pages 10 et 11.

Le *bredouilleur* veut parler trop vite ; il saute des mots, des syllabes. Pour se guérir, il s'habituera à parler très lentement, très distinctement ; il suivra le rhythme décrit pages 22 et suivantes, et il divi-

sera chaque phrase en autant de parties qu'il pourra.
Nous traiterons plus loin du *bégaiement*.

VI

De l'allure de la Parole

Il est des paroles qui doivent être prononcées avec
poids, d'autres avec impétuosité, etc. Mais beaucoup
de personnes donnent constamment dans le même
extrême. Le trop de sensibilité de l'esprit fait parler
vite, et le peu, lentement. Dans le premier cas, les
auditeurs ne peuvent saisir les pensées ; dans l'autre, ils souffrent d'impatience ; sans compter que,
parmi ces derniers, il est des intelligences froides
qui, en aucun cas, ne s'accommodent de la précipitation, et des intelligences vives, à qui la parole
lente donne toujours des crispations.

Il est donc nécessaire, quant à l'allure de l'expression, que nous prenions un terme moyen, de manière à établir, autant que possible, l'harmonie, la
mesure, entre nos paroles et l'intelligence de toutes
sortes d'auditeurs, en donnant cependant à chaque
mot le ton et la durée qu'il comporte.

Quel que soit son tempérament, celui qui parle
peut toujours à son gré ralentir ou accélérer ses
mouvemens ; cependant, s'il veut parler lentement

quand son tempérament le pousse à la précipitation, il s'ensuit une espèce de lutte entre la volonté et la nature, qui amène nécessairement le désordre, l'irrégularité dans les mouvemens, lesquels deviennent tantôt lens, tantôt vifs, selon que l'une ou l'autre a le dessus. Le même résultat se présente quand une personne lymphatique veut parler vite.

Mais là n'est pas la seule cause de cette irrégularité. « *Je connais*, dit Montesquieu, *une femme qui marche assez bien, mais qui boite dès qu'on la regarde.* » Qui n'a pas eu cent fois l'occasion de faire la même remarque, aussi bien sur la parole que sur la marche ? Il est des gens tellement impressionnables, tellement timides, qu'il suffit d'un mot, d'un regard, pour jeter le trouble dans leur esprit et la contrainte dans leurs actions. Voilà un jeune homme vif et spirituel, interpellez-le brusquement, inopinément, il balbutiera et ne saura plus se tenir.

Pour régulariser la parole, il existe, outre le sang-froid, un moyen tout simple : le *rhythme*. Je donne dans cet ouvrage la théorie du rhythme de la Parole.

VII

Du Ton, des Manières

C'est en vain que nous voudrons nous rendre favorables l'esprit et l'oreille de nos auditeurs, si nous ne satisfaisons pas en même temps leur vue. On doit bien se garder cependant de donner dans les minauderies et les façons : nous ne pouvons guère changer ni notre air ni nos manières, qui se forment insensiblement avec l'âge.

Mais la simplicité sied très bien à toutes les conditions : d'ailleurs, quand l'homme est bien pénétré du sentiment de sa dignité, quand il se respecte et respecte les autres, quand il a assez de discernement pour apprécier ceux à qui il parle, alors il sait, selon les circonstances, prendre un maintien honnête, une contenance ferme, et commander les égards qu'il est toujours en droit d'attendre.

Dans la société, celui qui n'agit que pour sa propre satisfaction, est encore plus maladroit qu'égoïste. Certaines personnes ont la fureur de faire mouvoir leur langue à tort et à travers : il n'est rien de plus insupportable. Parlons quand nous croyons devoir intéresser, mais aussi sachons écouter avec attention, même des choses qui ne nous intéressent pas : il est peut-être plus difficile de bien écouter que de bien parler.

C'est, dit La Bruyère, *une grande misère que de n'avoir pas assez d'esprit pour bien parler, ni assez de jugement pour se taire.*

S'il est nécessaire que nous donnions notre approbation en paroles, manifestons-là au moins d'une manière intelligente , agréable et polie , qui ne laisse supposer aucune distraction ; évitons surtout ces exclamations et ces monosyllabes insignifians, de même que ce sourire bête qui caractérise si bien les esprits étroits, insensibles et jaloux : tout cela fait pitié.

Soyons polis sans fadeur ni flatterie, et si quelqu'un ne répond pas à notre politesse, nous aurons de fortes raisons pour lui faire sentir qu'il est un impertinent ou un malotru : c'est une satisfaction qu'il est agréable de pouvoir se donner en pareil cas.

Évitons les manières communes, les expressions triviales et le ton incivil, toutes choses fort en vogue aujourd'hui et qui peut-être nous gagnent quelque peu nous-mêmes à notre insu. A chaque instant, nous rencontrons dans le monde des gens dont l'abord décèle de suite la mauvaise éducation et qui prétendent, par des airs grossiers, vous faire croire qu'ils sont vos supérieurs ; il en est d'autres qui ont constamment le même mot à la bouche, et qui s'imaginent faire dix beaux traits d'esprit en vous le répétant dix fois de suite : celui-ci vous interrompt sans cesse pour vous jeter à la face des paroles vides de sens, celui-là vous brise le tympan avec les éclats de sa voix haute et criarde.

Certes, nous pouvons très bien nous faire entendre en mettant de la gravité dans la voix; il est même des personnes qui parlent excessivement bas et que nous comprenons à merveille : c'est qu'elles savent donner du poids à ce qu'elles disent, que les inflexions de leur voix s'accordent bien avec le sens de chaque mot, que leur articulation nette et prononcée fait entendre distinctement toutes les syllabes, et qu'enfin leurs yeux, leurs traits, leurs gestes viennent prêter un concours utile à l'émission de la pensée.

J'ai connu un monsieur complètement sourd qui tenait une conversation suivie avec les personnes qui s'exprimaient bien ; seulement il les priait de parler le plus bas possible : il n'entendait pas le moindre son, mais lisait sur la bouche de ses interlocuteurs, qui, en parlant plus bas, étaient portés naturellement à parler plus distinctement.

Je vois quelquefois une dame dont le langage produit un effet merveilleux sur ses auditeurs : la délicatesse de son esprit, l'harmonie de ses paroles, la douce mélodie de sa voix, la netteté de son articulation, la grâce et l'aisance de ses manières; tout cela est tellement séduisant qu'on est comme enchanté pendant tout le temps qu'on reste près d'elle. Quoiqu'elle parle avec une étonnante volubilité, on saisit parfaitement toutes ses paroles, qu'elle exprime, il est vrai, avec une clarté, une précision remarquables. Un jour, je cherchai à éclaircir quelque chose de son langage dont je ne pouvais pas bien me rendre compte. Les accens de cette dame bourdonnaient délicieusement à mon oreille; en les soumettant à l'analyse, il me fut facile de découvrir ce qui intriguait ma curiosité : les ondulations de sa voix suivaient un rhythme. Nul doute que si cette charmante dame a l'avantage inappréciable de pouvoir s'énoncer d'une manière tout à la fois très vive, très distincte et très gracieuse, elle le doit autant à ce rhythme qu'à l'extrême flexibilité de son organisation et au grand exercice de sa langue.

DEUXIÈME PARTIE

DU RHYTHME

I

De l'Harmonie

Je ne puis analyser le rhythme sans parler en même temps de l'harmonie, à cause des rapports qui les lient.

L'harmonie, dans la parole, c'est la disposition des mots et des phrases de manière que leur ensemble satisfasse agréablement le goût de l'auditeur sensible et délicat. Elle exige que de deux pensées d'une égale importance, l'une ne soit pas exprimée avec plus de développemens que l'autre; que les diverses parties d'une phrase, bien proportionnées, ne contiennent rien de trop long ni de trop court; que la combinaison des mots entre eux tempère la rudesse ou la fadeur de certaines syllabes; enfin, que les repos de la voix soient toujours bien marqués et n'aient jamais lieu mal à propos.

Il est vrai que, dans la conversation, l'harmonie doit venir d'elle-même, et qu'il serait ridicule de mettre en cela beaucoup d'apprêt. Mais celui qui manque de goût naturel peut y suppléer jusqu'à un certain point, en s'attachant à ne jamais parler sans bien posséder sa pensée, afin de ne pas balbutier, et en adaptant les inflexions de sa voix à un rhythme, ce qui oblige à disposer les mots avec plus d'harmonie.

Nous allons voir en quoi consiste le rhythme de la prose, et nous le découvrirons dans les moindres paroles; mais, avant tout, disons deux mots à M. le docteur Colombat (de l'Isère), qui critique, avec bien peu de fondement parfois, tous les écrivains qui ont écrit avant lui, ou en même temps que lui, sur la Parole.

II

Du Rhythme, selon M. Colombat

Ce médecin prétend corriger tous les vices de la parole au moyen d'un rhythme qu'il définit ainsi :

« La succession dans un ordre régulier et par intervalles égaux et d'égale durée, d'un son, d'un bruit
ou d'un mouvement quelconque.. » Il conseille de
battre la mesure, soit à un temps, 2/4, 3/4, 6/8, ou
4 temps. On le voit, c'est la mesure de la musique,
telle qu'elle existe dans les petits airs, comme : *Ah!
vous dirai-je maman? Gentil hussard, viens essuyer mes
larmes...* D'après M. Colombat, toutes les syllabes d'un
temps, d'un demi temps, etc., doivent toujours *se suc-
céder dans un ordre régulier et par intervalles égaux et d'é-
gale durée.* Et pour qu'il soit impossible de dévier un
seul instant de cette monotonie fatigante, il est d'avis
qu'on ne parle jamais sans avoir devant soi le mu-
thonome (1) qu'il a inventé, afin que chacune des
syllabes corresponde exactement à chacun des mouvemens de cet instrument.

Ainsi, la phrase étant composée de plusieurs mem-
bres, dont le nombre des syllabes varie, on est obligé
de passer d'un membre à l'autre au milieu d'une mesure, d'un temps, sans nul égard pour le sens; ainsi
la phrase impétueuse et celle qui demande à être
prononcée lentement, la syllabe représentant une
longue exclamation et celle qui exprime un sentiment vif, tout cela doit être rendu avec des mouvemens égaux et d'égale durée.

---

(1) Instrument qui marque les temps avec précision : c'est le métro-
nome de Maëlzel, avec cette différence que celui-ci marche moins longtemps.

Je n'ai jamais pu me décider à entendre marcher la parole de cette manière; mais, d'après l'idée que je m'en fais, un tel manége doit être fort curieux : je me figure un discoureur qui prétend brider la raison, et la faire trotter au son d'un instrument ennuyeux.

III

Du Rhythme de la parole

Le chant et la parole sont deux choses très distinctes et qui ne peuvent être comparées ici. Le premier, qui vient de l'âme et s'adresse à l'âme, consiste dans l'assemblage mélodieux de sons plus ou moins graves ou aigus, plus ou moins lents ou vifs. Les règles de la musique, reposant uniquement sur la mesure, déterminent la hauteur et la durée des sons : les cinq lignes horizontales, appelées portées, et les petites lignes verticales séparant les mesures, forment ensemble un canevas sur lequel le compositeur exerce son talent : celles-ci, et les différentes modifications que subit la forme des notes, constituent la mesure de durée; celles-là servent à indiquer la mesure de hauteur.

La parole, expression de la pensée, s'adresse plus particulièrement à l'esprit; elle n'émet pas des sons, mais des mots; les signes au moyen desquels on la représente sur le papier, ne sont pas des notes, mais des lettres ; et, à part quelques syllabes longues ou brèves, sa seule mesure, c'est le goût.

Si vous voulez mesurer toutes les syllabes, inventez une musique appropriée à la parole, de sorte que vous puissiez dire du mot *amour*, par exemple, qu'il contient un *la* et un *sol*, une *noire* et une *croche*, ce qui est tout à fait impossible, puisque ce mot, placé dans vingt phrases différentes, sera prononcé sur vingt tons différens.

Cependant, répétons-le, il existe dans la parole une espèce de rhythme, et il y est nécessaire; seulement il n'opprime pas impitoyablement la raison, mais il est placé sous sa domination. On objectera que le rhythme ne peut se soumettre, et que du moment où il se soumet, il doit perdre son nom ; erreur ! Je prouverai qu'il règne dans la parole (1) et que son pouvoir y est restreint. Il disparaît presque sous les inflexions de la voix, mais on peut très facilement l'y distinguer : ce rhythme, brisé à chaque partie de la phrase, est un moyen dont nous nous servons instinctivement pour faciliter la prononciation, et pour la ralentir ou l'accélérer, en modifiant ainsi les effets de notre organisation. Nous allons l'apercevoir dans les phrases les plus simples.

(1) Cicéron et d'autres grands orateurs anciens avaient déjà affirmé l'existence d'un rhythme dans la parole, mais en déclarant ne pouvoir l'expliquer.

IV

Analyse du Rhythme de la parole

Ouvrons le premier livre de *Télémaque*.

Calypso ne pouvait se consoler du départ d'Ulysse.

En lisant cette phrase, nous la diviserons instinctivement en quatre parties :

Calypso
ne pouvait
se consoler
du départ d'Ulysse

Dans chacune des deux premières parties de cette
phrase, le nombre de syllabes est impair; en ce cas, la
mière syllabe se prononce seule et les autres deux à
deux, comme suit :

Ca—lypso
ne—pouvait

Dans la troisième partie, le nombre de syllabes
est pair ; nous les lions deux à deux :

se con—soler

Même observation pour la quatrième partie que
pour les deux premières.

du—départ—d'Ulysse.

Pour s'assurer que mes observations ne sont pas dénuées de fondement, qu'on essaie, dans une partie de phrase dont le nombre de syllabes est impair, de prononcer la dernière syllabe seule, au lieu de la première, on sentira quel mauvais effet il va en résulter :

Calyp—so
ne pou—vait
se con—soler
du dé—part d'U—lysse.

On le voit, c'est insupportable.

Poursuivons :

Dans sa douleur, elle se trouvait malheureuse d'être immortelle.

En lisant, nous diviserons cette phrase en trois parties :

Dans sa douleur,
elle se trouvait malheureuse
d'être immortelle.

La première partie est composée d'un nombre de syllabes pair; nous les lions deux à deux. La seconde partie est composée d'un nombre de syllabes impair, car la seconde syllabe du mot *elle* est muette; nous disons la première seule, et les autres deux à deux. Le nombre des syllabes de la troisième partie est pair : même observation que pour la première. Nous disons donc cette phrase de la manière suivante :

Dans sa—douleur,
elle (1) —se trou—vait mal—heureuse
d'être im—mortelle.

*Sa grotte ne résonnait plus de son chant : les nymphes qui
la servaient n'osaient lui parler.*

Voici comment, dans le débit, nous diviserons
instinctivement cette phrase :

Sa grotte
ne—réson—nait plus
de—son chant :
Les nymphes — qui la—servaient
n'o—saient lui—parler.

(1) Ces lettres italiques indiquent que la syllabe muette ne doit pas
compter dans la prononciation.

RÈGLES DU RHYTHME

I

Diviser la phrase ou le membre de période en autant de parties que comportent le sens et le bon goût, mais de manière que chacune de ces parties n'ait pas plus de huit syllabes prononcées.

II

Adapter chacune des parties de la phrase ou du membre de période à un rhythme de deux temps, un temps pour chaque syllabe; et, quand le nombre de syllabes est impair, prononcer la première seule.

Plus on veut parler lentement, plus on doit diviser la phrase.

Mais, dira-t-on, si vous croyez que ce rhythme existe dans la parole, comment prononcerez-vous les syllabes longues et les brèves? Je répète que nous ne battons pas la mesure, comme dans la musique; que ce rhythme de la parole repose par conséquent sur des principes plus larges et plus libres, et qu'enfin rien n'empêche de rester plus longtemps sur les syllabes longues et moins sur les brèves.

Je borne mes observations sur ce sujet, parce que je me propose de l'examiner dans un traité particulier.

Je vais donner ici quelques pages de *Télémaque*, en divisant la phrase par parties, comme on le fait ordinairement dans la lecture. La division que je donne n'est pas rigoureuse; chacun divisera selon son goût et son tempérament.

AVENTURES DE TÉLÉMAQUE

Calypso
ne pouvait
se consoler
du départ d'Ulysse.

Dans sa douleur,
elle (1) se trouvait malheureuse
d'être immortelle.

Sa grotte
ne résonnait plus
de son chant :
les *nymphes* qui la servaient
n'osaient lui parler.

Elle se promenait souvent seule

(1) Voir la note page 30.

sur les gazons fleuris
dont un printemps éternel
bordait son île :
mais ces beaux lieux,
loin de modérer
sa douleur,
ne faisaient que lui rappeler
le triste souvenir d'Ulysse,
qu'elle y avait vu
tant de fois auprès d'elle.

Souvent
elle demeurait immobile
sur le rivage de la mer,
qu'elle arrosait de ses larmes ;
et elle était sans cesse tournée
vers le côté
où le vaisseau d'Ulysse,
fendant les ondes,
avait disparu à ses yeux.

Tout à coup elle aperçut
les débris d'un navire
qui venait de faire naufrage,
des bancs de rameurs
mis en pièces,
des rames écartées
çà et là sur le sable,
un gouvernail, un mât,
des cordages flottans
sur la côte :
puis elle découvre de loin
deux hommes
dont l'un paraissait âgé ;
l'autre, quoique jeune,

ressemblait à Ulysse.

Il avait
sa douceur et sa fierté,
avec sa taille
et sa démarche majestueuse.

La déesse comprit
Que c'était Télémaque.
fils de ce héros.

Mais quoique les dieux
surpassent de loin
en connaissance
tous les hommes,
elle ne put découvrir
qui était
cet homme vénérable
dont Télémaque
était accompagné :
c'est que les dieux supérieurs
cachent aux inférieurs
tout ce qui leur plaît;
et Minerve
qui accompagnait Télémaque
sous la figure de Mentor,
ne voulait pas
être connue de Calypso.

Cependant Calypso
se réjouissait
d'un naufrage
qui mettait dans son île
le fils d'Ulysse,
si semblable à son père.

Elle s'avance vers lui ;
et sans faire semblant
de savoir qui il est :

— D'où vous vient,
lui dit-elle,
cette témérité
d'aborder en mon île?

Sachez
jeune étranger
qu'on ne vient point impunément
dans mon empire.

Elle tâchait de couvrir
sous ces paroles menaçantes
la joie de son cœur
qui éclatait malgré elle
sur son visage.

Télémaque
lui répondit :

— O vous,
qui que vous soyez,
mortelle ou déesse,
(quoique à vous voir
on ne puisse vous prendre
que pour une divinité)
seriez-vous insensible
au malheur d'un fils,
qui, cherchant son père
à la merci
des vents et des flots,
a vu briser son navire
contre vos rochers?

— Quel est donc votre père
que vous cherchez?
reprit la déesse.

— Il se nomme Ulysse,
dit Télémaque ;
c'est un des rois qui ont,
après un siége de dix ans ;
renversé la fameuse Troie.

Son nom fut célèbre
dans toute la Grèce
et dans toute l'Asie,
par sa valeur dans les combats,
et plus encore
par sa sagesse dans les conseils.

Maintenant, errant
dans toute l'étendue des mers,
il a parcouru
tous les écueils les plus terribles.

Sa patrie
semble fuir devant lui.

Pénélope, sa femme,
et moi, qui suis son fils,
nous avons perdu
l'espérance de le revoir.

Je cours
avec les mêmes dangers que lui
pour apprendre où il est.

Mais, que dis-je ?
Peut-être qu'il est
maintenant enseveli

dans les profonds abîmes
de la mer.

Ayez pitié de nos malheurs;
et si vous savez,
ô déesse,
ce que les destinées ont fait
pour sauver
ou pour perdre
Ulysse,
daignez en instruire
son fils Télémaque (1).

(1) Voir les exercices pages 69 et suivantes.

TROISIÈME PARTIE

DU BÉGAIEMENT

I

Caractères du bégaiement

Il y a deux sortes de bégaiemens. Ils se distinguent, l'un, par l'impossibilité plus ou moins prolongée de prononcer certaines syllabes malencontreuses, avec des efforts pénibles ; et l'autre, par la répétition de presque toutes les syllabes, sans grande difficulté d'articulation. Ces deux bégaiemens, souvent réunis chez le même individu, paraissent avoir une source commune.

Dans le premier, qui est le plus désagréable,

quand le bègue va pour parler, sa pensée veut franchir tout d'un coup et avec la rapidité de l'éclair, l'espace compris entre le cerveau et les lèvres; la poitrine, qui est comme glacée, reste d'abord immobile; la tête seule fait de violens efforts pour se débarrasser de son fardeau, et appelle à son secours le larynx, qui monte au plus haut point d'ascension.

Ainsi, les cordes vocales se rapprochent, la respiration est coupée, l'air suffoque la poitrine, la langue tombe comme paralysée derrière la mâchoire inférieure, les lèvres s'avancent fortement et forment le sphincter, ou ce qu'on appelle vulgairement le *cul-de-poule*, souvent même tout le corps, et particulièrement le visage, sont en proie à des convulsions affreuses.

Le bègue fait alors des efforts de la poitrine; mais l'air ne peut sortir, et ces efforts tardifs ne servent qu'à augmenter le désordre. Dans cet état, quelquefois il reste complètement muet, quelquefois il ne fait entendre qu'un bruit sourd de la tête ou un frottement des parties postérieures de la bouche.

Cependant la suffocation le fait souffrir, et la seule ressource qui lui reste, c'est de prendre haleine; il fait donc un mouvement d'inspiration, par l'effet duquel le larynx retombe naturellement, et alors il parle assez librement jusqu'à ce qu'il aille heurter contre une syllabe difficile, qui ramène les effets ci-dessus décrits.

Venons à la deuxième espèce de bégaiement. Celui qui en est atteint, veut aussi parler avec une grande précipitation, mais n'a pas trop l'air de s'apercevoir de son affection ; cependant elle se manifeste sur presque toutes les syllabes, quoique d'une autre manière : il les répète deux, trois et quatre fois. Comme chez le premier, sa langue tombe dans le bas de la bouche ; mais ses lèvres, en s'avançant, exécutent une sorte de tremblement que plusieurs auteurs comparent à l'effet de la maladie appelée *danse de Saint-Guy*.

Or, on le voit, ce qui constitue le bégaiement, c'est l'impossibilité ou la difficulté soit d'émettre le son, soit de le continuer sans interruption. Pour former la parole, la voix et l'articulation doivent fonctionner simultanément, et si l'une peut devancer ou suivre l'autre, c'est la première ; mais alors, il ne faut jamais qu'elle s'arrête pendant que l'articulation agit, sinon l'action des organes de l'articulation, étant nulle, ne produit que le mutisme, ou le bégaiement, si elle est accompagnée d'efforts.

II

Opinions diverses sur le bégaiement

Les nombreuses théories qui existent sur les causes du bégaiement me paraissent tourner autour de la vérité.

Certains auteurs prétendent qu'il provient de vices réels dans la conformation d'un ou plusieurs des organes de la voix ou de l'articulation ; mais, comme on l'a déjà objecté, s'il en était ainsi, le bégaiement serait toujours le même et ne disparaîtrait jamais. On sait que cette infirmité est très intermittente.

D'autres auteurs ont donné pour cause unique la faiblesse des muscles qui font mouvoir les divers organes de la voix et de l'articulation. Mais on conçoit que si la puissance qui les met en action (les nerfs) ne venait pas, pour ainsi dire, les contraindre à agir trop vivement, on conçoit qu'ils parviendraient, quoiqu'avec un peu plus de temps, à faire tous les mouvemens nécessaires pour former la parole. Cette objection dit pourquoi certaines personnes qui ne bégaient pas du tout, ont la voix faible et lente.

Il en est qui attribuent le bégaiement à l'excitation cérébrale seulement. Mais pourquoi voit-on des gens parler distinctement avec une étonnante volubilité? C'est parce que chez eux l'action des organes de la voix est libre, et que ces organes peuvent conséquemment obéir à l'impulsion nerveuse.

Enfin, beaucoup d'auteurs ont pris les effets pour les causes, et, parmi ces derniers, il en est à qui il n'a manqué, selon moi, qu'un peu de pénétration.

III

Système de l'auteur

Après avoir examiné attentivement les opinions qui ont été émises sur le sujet qui nous occupe, après avoir rassemblé mes propres observations, j'ai tout refondu, tout combiné, et voici mon système.

CAUSES NATURELLES DU BÉGAIEMENT

Ces causes *naturelles* sont : 1° L'EXTRÊME SENSIBILITÉ NERVEUSE ;

2° LE MANQUE D'ÉNERGIE DU THORAX, provenant de la faiblesse de ses muscles, de sa conformation défectueuse ou de son peu de capacité.

Dans la parole, ces défauts de l'organisation ont pour résultat un manque d'harmonie entre l'action nerveuse et celle des organes de la voix ; et ce désordre augmente par les efforts pénibles que le bègue fait pour parler, lesquels ne font qu'irriter les nerfs, glacer la poitrine et forcer inutilement tous les organes de la voix et de l'articulation.

A l'égard de ce résultat, je suis d'accord avec les auteurs qui, de nos jours, ont jeté quelque lumière sur le bégaiement; mais je diffère avec chacun d'eux particulièrement sur les causes qui le produisent, et que je viens de signaler : mon système peut s'accorder avec les leurs combinés.

Quelques mots en passant sur l'articulation. Sa difficulté apparente provient d'une habitude vicieuse, contractée insensiblement avec l'âge, et qui est la suite de la contrainte imposée constamment à ses organes par les efforts dont j'ai parlé; quelquefois cependant le filet de la langue est trop court.

Tous les bègues sont plus ou moins affligés des imperfections de l'organisation signalées ci-dessus, qui sont, selon moi, les causes *naturelles* de leur infirmité, mais la plupart à un degré trop peu prononcé pour qu'elles aient pu engendrer d'elles-mêmes le bégaiement; chez ces derniers, il s'est révélé par une des causes *déterminantes* ci-après :

CAUSES DÉTERMINANTES

1° L'IMITATION

Le tempérament nerveux est naturellement enclin à l'imitation. Or, un adolescent de ce tempérament entend-il parler un bègue, il tache de l'imiter. Pour peu que ses organes s'y prêtent, il l'imitera on ne peut mieux.... Ses camarades l'encouragent, il recommence.... Bravo ! il recommence encore.... Le pli se forme sans qu'il s'en aperçoive, et si l'enfant moqueur a occasion de voir quelquefois l'original qu'il copie si bien, il y aura bientôt à s'y méprendre.

2° LE MAUVAIS ÉTAT DE LA SANTÉ

Une personne maladive est faible au moral comme au physique. Quand elle est obligée de parler, elle hésite, n'ouvre la bouche qu'à regret et cherche à éviter les efforts fatigans du thorax.... Ajoutons que si l'estomac remplit mal ses fonctions, la souffrance paralyse toute l'organisation ; souvent l'embarras des voies digestives entrave la circulation du sang, charge de sérosité les parties supérieures du corps, et gêne ainsi l'action de tous les ressorts de la machine phonatrice.

3° LA VIVACITÉ DE L'ESPRIT

A l'âge où se développent les facultés intellectuelles, quelquefois l'enfant acquiert soudain une grande pétulance dans les idées; vif, impétueux, il voudrait les exprimer toutes d'un seul temps; de sorte que, ne prenant pas la peine d'exécuter successivement tous les mouvemens nécessaires à l'énonciation de toutes les syllabes, il force, contracte ses organes et y jette le trouble; alors il bégaie, s'il a les défauts d'organisation mentionnés plus haut; autrement il bredouille.

4° LA TIMIDITÉ.

Il arrive parfois qu'un enfant ne quitte pas les genoux de sa mère, est éloigné de toute société étrangère à la famille jusqu'au moment trop retardé où il doit s'en séparer pour aller en pension. Alors il tombe subitement au milieu d'étrangers qui n'ont pas toujours les attentions d'une mère tendre, et il est obligé tout à coup de s'énoncer d'une manière explicite. Timide et craintif, s'il est vivement interpelé par un supérieur, la peur le glace, ses mots ne lui viennent pas, il balbutie... il s'efforce... et il bégaie...

Disons maintenant que les organes sensibles prennent aisément une habitude vicieuse, que l'habitude est une seconde nature et que la nature se fortifie toujours jusqu'à l'âge de maturité.

Le bégaiement, qui suit cette voie progressive, comme toutes les autres habitudes, rencontre encore, dans le cours de la vie, une foule de circonstances dont il tire un surcroît d'intensité. Les bègues sont naturellement timides et susceptibles. Or, dès qu'un enfant commence à bégayer, il fixe l'attention, et il sufit de le regarder pour le faire bégayer davantage. Occupé sans cesse des sentimens qu'il inspire, n'apercevant partout que le rire et la pitié, son amour-propre est froissé. Il évite donc avec soin toutes les occasions de parler, fuit la société au lieu de s'y familiariser, et fait par là précisément tout le contraire de ce qu'il faut pour vaincre sa timidité et sa susceptibilité : de sorte que bientôt il s'épouvante comme un lièvre à l'approche d'un homme qui fait mine de vouloir lui adresser la parole, et, quand il est obligé de parler, il éclate comme la poudre à la moindre étincelle de malice qui jaillit des yeux de ses auditeurs.

Ce n'est pas tout : accablé de découragement, privé des agrémens de la société, il cherche à se procurer d'autres distractions, et s'abandonne quelquefois à des défauts, à des passions, à des excès qui tous l'énervent et détruisent ses organes déjà trop faibles.

IV

Phénomènes du bégaiement

J'ai fait connaître la source du bégaiement, ainsi que les diverses espèces d'incidens susceptibles de la faire jaillir. S'il existait quelque prévention contre mon système, j'appellerais à son aide les mille phénomènes de cette affection, qu'on n'a pu bien expliquer jusqu'ici et qui émanent tous de cette source.

Les organes de la parole sont parfois dans une disposition si favorable chez le bègue, qu'on voit des instans, des jours, des mois entiers, pendant lesquels son affection disparaît presque entièrement; mais, en revanche, il en est d'autres où elle augmente d'une manière surprenante.

Je vais donner là-dessus quelques explications; mais je suis naturellement porté par le sujet à relever une erreur qui s'est glissée dans le système de M. Colombat.

Comment! après avoir nié le manque d'énergie des moteurs de la voix, après avoir donné pour cause unique, essentielle, le trop d'excitation et d'irradiation cérébrale, vous dites, sur la même page, que vous n'avez presque jamais rencontré de bègue hésitant à la fin d'un repas égayé par quelques verres de vin de Champagne. Quels sont donc les effets de ce liquide? Calme-t-il le cerveau? Mais non, vous savez bien qu'il l'excite fortement.

Avouez-le, pour parler ainsi, il faut être sous l'empire d'une bien grande prévention.

Il est vrai, comme vous le dites, que le bègue hésite rarement après un repas égayé par quelques verres de vin de Champagne; mais ce n'est bien certainement point par le motif que vous alléguez. Le vin de Champagne se prend ordinairement après un dîner confortable, et facilite la digestion; le thorax se trouve donc bientôt fortifié par la nutrition de ces alimens solides; et le liquide en question, tout en donnant un surcroît de force aux organes, stimule tout à la fois l'action cérébrale, nerveuse et musculaire : de plus, ses vapeurs donnent beaucoup d'audace, et c'est là un grand point.

Je fais observer, à mon tour, qu'une demi-tasse de café avec quelques petits verres de cognac, pris au-dessus d'un bon repas, produisent les mêmes effets immédiats. J'ai été obligé de faire cette remarque pour amener la suivante, qui est peut-être plus utile.

Lorsqu'après avoir pris abondamment des alimens faibles et indigestes, le bègue prend du café, son infirmité ne diminue aucunement, parce qu'alors cet excitant n'agit que sur des organes sans force et paralysés par une digestion laborieuse. Bien plus, le lendemain , il bégaiera encore davantage ; et en voici la raison : le café, communiquant une force factice et passagère, fatigue les organes ; de manière que quelques heures après le repas, les organes se trouvent affaiblis par plusieurs causes puissantes.

Peut-on, en présence de ces preuves, nier que le manque d'énergie des muscles du thorax soit une des causes du bégaiement ?

Bref, tout ce qui diminue l'énergie en général , tout ce qui tend à énerver , augmente le bégaiement, comme , par exemple, les fatigues, les maladies, la crainte, les excès de toute espèce, les longues applications à la lecture ou à l'écriture, et surtout l'onanisme, cette honteuse passion qui dégrade l'homme autant qu'elle l'énerve.

Les grandes émotions qui dilatent la poitrine , telles que celles de l'amour, font disparaître momentanément le bégaiement.

Si elle ne se manifeste pas non plus dans le chant, c'est que là notre attention se trouvant naturellement fixée sur la voix, nous nous attachons à donner des sons pleins, déterminés, continus, soutenus par un rhythme et disposés de manière qu'on ne puisse en passer aucun : de sorte que le thorax se dilate naturellement et fait tous les efforts nécessaires à l'émission de tous les sons, sur lesquels l'articulation a dès lors le temps de s'effectuer.

On bégaie rarement en déclamant, et cela pour deux raisons : d'abord la mesure du vers oblige à prononcer toutes les syllabes et à les adapter au rhythme analysé dans la deuxième partie de ce livre; ensuite l'affectation qu'on met dans les inflexions fait que la voix devient plus pleine et que ses modulations approchent de celles du chant.

Le vieillard cesse de bégayer parce que son système nerveux a perdu en grande partie sa sensibilité, qu'il est moins timide, qu'il met du poids dans ses paroles, divise ses phrases, traîne la voix, et surtout ne peut parler qu'avec une espèce de tremblement de la poitrine qui cadence chaque son.

J'ai déjà fait observer que la nature a doué la plus gracieuse moitié du genre humain d'une organisation si déliée, qu'elle exécute admirablement tous ses mouvemens. Voilà pourquoi elle a le privilége bien grand d'être rarement affectée de bégaiement.

QUATRIÈME PARTIE

MÉTHODE

POUR

LA CURE DU BÉGAIEMENT

OBSERVATIONS PRÉLIMINAIRES

I

Cette méthode est le fruit de la réflexion et de l'expérience; si le bègue a la ferme intention de se guérir, il doit s'y conformer scrupuleusement; l'application des procédés que je vais faire connaître est de la plus stricte nécessité, jusqu'à la fin du traitement, dans tous les exercices, y compris, bien entendu, ceux d'improvisation.

On choisira une personne, bien intelligente et attentive, à qui l'on répétera ces exercices, et qui devra par conséquent se bien pénétrer aussi de tous les points de la présente méthode; elle veillera à ce qu'on ne s'écarte jamais des procédés que nous prescrivons. Ces répétitions, qui devront durer une heure, auront lieu trois fois le jour. J'indique approximativement le nombre de jours qu'il faut employer à chaque espèce d'exercice; mais quand on jugera qu'il n'est pas suffisant, on y ajoutera.

Je ne donne aucun exercice en vers, parce que dans la conversation, on s'est toujours conformé jusqu'ici à une vieille et prosaïque habitude : le langage humain n'a pas encore acquis un assez haut degré de perfection, pour atteindre à celui des dieux.

II

Avant toute chose, on doit s'assurer si le frein de la langue (le filet) n'est pas trop court.

A cet effet, on ouvre beaucoup la bouche, en dirigeant le plus possible la pointe de la langue vers le palais et en la retirant en arrière; de telle sorte qu'on ne montre que la partie inférieure et postérieure de la langue, où est placé le filet. Si la langue ne peut pas exécuter ce mouvement, c'est une preuve que le filet est trop court; mais si elle l'exécute, ce n'est pas

une preuve qu'il soit assez long. Pour s'assurer défi-
nitivement qu'il a la longueur voulue, il faut que la
langue puisse, à plusieurs reprises, aller rapidement
d'un coin de la bouche à l'autre.

Ainsi, le filet est trop court si l'une de ses deux
expériences ne réussit pas, et, en ce cas, il faut en
faire faire la section par un chirurgien. Cette légère
opération est peu douloureuse et ne fait pas courir
le moindre danger; avec de l'adresse, elle s'exécute
en quelques secondes.

Deux jours après, il ne reste plus aucune trace de
l'opération, et, si elle a été bien pratiquée, la langue
peut se mouvoir dans tous les sens.

III

On s'assurera également si les voies digestives rem-
plissent bien et régulièrement leurs fonctions, et s'il
ne serait pas nécessaire de prendre un ou plusieurs
purgatifs pour débarrasser les parties supérieures du
corps des humeurs dont elles peuvent être char-
gées.

L'hygiène est aussi un des points essentiels pour
la cure du bégaiement. On suivra un régime tonique
pour donner insensiblement de la force aux organes;
on prendra des alimens sains, nutritifs et peu abon-
dans; on aura soin de se garantir les pieds contre
l'humidité, qui a toujours une influence très funeste

sur les voies digestives ; on évitera les veilles, les longues fatigues et toute espèce d'excès. En un mot, on tâchera de ne porter aucun trouble dans l'économie animale.

IV

Il est urgent aussi que le bègue soit bien convaincu des graves inconvéniens qui résultent toujours de son excessive timidité. Pourquoi donc cette crainte puérile qui le tient constamment sous son empire? Si la timidité ne venait glacer ses organes, si elle ne le poussait à se débarrasser de ses idées avec trop de précipitation, la plupart du temps on ne s'apercevrait pas du tout de son affection. Nous avons tous nos imperfections, et certes le bégaiement n'en est pas une des plus grandes. Vous qui bégayez, soyez donc plus confians en vous-même ! Si vous pouviez lire dans l'âme de ceux qui vous écoutent et près de qui vous montrez une timidité qui ressemble tant à l'humilité, c'est là que vous verriez souvent de véritables, d'énormes défauts ! Aussi ne peuvent-ils comprendre vos frayeurs pour si peu de chose.

Quand les hommes ne sont pas vertueux ou sensés, ils sont nécessairement vicieux ou sots : or, nous devons avoir confiance dans les sentimens des uns et mettre sous nos pieds l'opinion des autres.

Si un fat (et il y en a tant) vous adresse une question embarrassante par sa stupidité, votre air timide lui fait croire aussitôt que vous trouvez le sien spirituel, pénétrant, imposant... Vous le rendez bouffi de vanité... Il a la certitude que vous reconnaissez l'immense supériorité qu'il a sur vous, et, pour vous en convaincre davantage encore, il vous la fait hardiment sentir... Ne vous formalisez donc pas tant, soyez moins susceptible, puisque c'est là votre ouvrage... Vous rendez fats des gens qui n'étaient que sots, et des sots vous en faites des impertinens.

Qu'un fourbe vous attaque en public sur un objet qui nécessite de votre part quelques explications, s'il ne vous connaît pas, il voit bientôt à qui il a affaire, et son esprit artificieux lui suggère immédiatement une foule d'observations malignes, ambiguës, tortueuses, qu'il vous adresse bien haut et tout d'une volée, en vous priant poliment d'y répondre..... Y répondre ! si vous saviez parler, vous en auriez au moins pour une bonne demi-heure sans fermer la bouche... vous êtes glacé de terreur... une puissance diabolique tient votre langue enchaînée, votre visage devient livide, d'horribles convulsions s'emparent de votre corps, une sueur froide le couvre tout entier, et pour toute réponse vous ne faites entendre que les plus affreux grognemens... Quel hideux spectacle vous offrez à tous ces gens qui vous regardent obstinément ! vous leur inspirez un vil sentiment de commisération ! Il en est qui disent que vous avez tort, puisque vous ne pouvez répondre, et que le cœur juste de votre interlocuteur lui a inspiré des argumens sans réplique : aucun ne vous plaint bien sincèrement, tous vous considèrent à peu près comme un... idiot ! ! !

Mais je suis bien loin, moi, d'avoir de vous une si mauvaise opinion ; je sais que vous avez souvent plus d'esprit que la plupart de ces beaux parleurs, si nuls dans le fond ; je sais que d'un mot vous pourriez confondre et le fat et le fourbe ! Eh ! n'ai-je point pendant longtemps offert aussi de ma personne ce triste spectacle à la société ? Mais je rends grâce tous les jours aux heureux travaux qui m'ont débarrassé d'une pénible infirmité.

Bref, rentrez en vous-même et ne vous occupez pas des autres, qui souvent n'en valent pas la peine ; songez que l'assurance, la hardiesse peuvent très bien s'allier à une politesse délicate ; pénétrez-vous de votre dignité d'homme, conservez toujours votre sang-froid, et, sachez-le, quels que soient ces gens qui vous écoutent, vous les valez tous, si vous êtes honnête homme...

Qu'on veuille bien me pardonner ce peu de morale ; je l'ai faite sincèrement, sans présomption et parce que j'y étais obligé.

Avant d'aller plus loin, il est nécessaire de se bien pénétrer du rhythme de la parole analysé, pages 28 et suivantes.

PROCÉDÉS

POUR

LA CURE DU BÉGAIEMENT

ÊTRE TOUT EN SOI-MÊME ET S'APPRÊTER A PARLER D'UNE VOIX GRAVE, PEU SONORE (1).

FAIRE UNE PROFONDE INSPIRATION (2). — DISPOSER LES ÉPAULES, LES BRAS, ET TOUT LE HAUT DU CORPS DE MANIÈRE A ÉLARGIR BEAUCOUP LA POITRINE (3). — ATTIRER LES LÈVRES COMME POUR LES PINCER (4) — ET PORTER LA POINTE DE LA LANGUE VERS LE PALAIS, EN ARRIÈRE (5). — CES QUATRE MOUVEMENS DOIVENT S'EXÉCUTER SIMULTANÉMENT.

RETENIR LA RESPIRATION, COMME POUR SE GROSSIR (6).

OBSERVER LE RHYTHME DE LA PAROLE (7).

EXÉCUTER EN PARLANT, MÊME DÈS AVANT L'ÉMISSION DE LA PREMIÈRE SYLLABE, UN LÉGER TRAINEMENT OU BOURDONNEMENT DE LA VOIX, DE TELLE SORTE QUE LA VOIX SOIT CONTINUE ET QUE CETTE CONTINUITÉ NE

S'INTERROMPE QU'AUX ENDROITS OU UNE PAUSE EST INDIQUÉE PAR LE SENS (8).

DONNER UNE INFLEXION DE VOIX JUSTE, PLEINE, HARDIE (9), — EN ARTICULANT LA PREMIÈRE SYLLABE TRÈS DISTINCTEMENT, AVEC UN GRAND MOUVEMENT DE LA BOUCHE, SI L'ARTICULATION LE DEMANDE (10).

TOMBER AINSI SUR LA DEUXIÈME SYLLABE ET SUR TOUTES LES AUTRES SUCCESSIVEMENT (11),—EN VARIANT LES INFLEXIONS AUTANT QUE POSSIBLE, COMME DANS LE CHANT (12).

FAIRE UNE NOUVELLE ET PROFONDE INSPIRATION AU COMMENCEMENT DE CHAQUE PHRASE, ET, QUAND LA PHRASE EST TROP LONGUE, AU COMMENCEMENT D'UNE PÉRIODE (13).

GESTICULER (14).

PARLER AVEC UN TON DE FERMETÉ, DE CONVICTION ; AVOIR DU SANG-FROID ; NE JAMAIS SE LAISSER DÉCONCERTER ; ÊTRE TOUJOURS PRÊT A RÉPONDRE A SON INTERLOCUTEUR, ET PRENDRE TOUT LE TEMPS NÉCESSAIRE A CET EFFET (15).

EXPLICATION DES PROCÉDÉS

(1) *Etre tout en soi-même et s'apprêter à parler d'une voix grave, peu sonore.*

Le principal but de cette recommandation est de faire mettre beaucoup de poids dans les paroles et d'empêcher qu'on ne se laisse distraire en aucune manière, surtout par l'attention des auditeurs. Dans la conversation ordinaire, où il est rarement nécessaire de s'exprimer avec feu, plus nous attachons d'importance à ce que nous disons, plus la parole est grave et distincte. Cette raison explique pourquoi les gens peu sensés élèvent beaucoup la voix; sachant par instinct que leurs paroles n'ont aucune solidité, ils croient les faire mieux sentir en criaillant. — En second lieu, par ce moyen, on évite de former la voix presque avec le secours seul du larynx, ce qui a le triple inconvénient d'être désagréable, de mauvais ton, et de ne pas remplir notre but, qui est de faire agir le thorax.

(2) *Faire une profonde inspiration.*

Les bègues ont la respiration courte en parlant,

ainsi que l'a observé Démosthènes, qui, disons-le en passant, ne s'est pas guéri avec des petits cailloux : l'aspiration est un des moyens employés par ce grand orateur pour corriger le bégaiement très prononcé dont il était affecté. Ce moyen a été conseillé depuis par plusieurs auteurs, notamment par M. Cormach, et, après lui, par M. Colombat et autres. L'aspiration augmente la capacité de la poitrine et fournit un grand réservoir d'air pour alimenter le larynx.

(3) *Disposer les épaules, les bras et tout le haut du corps de manière à élargir beaucoup la poitrine.*

C'est afin de faciliter l'aspiration et d'augmenter la capacité du thorax.

(4) *Attirer les lèvres comme pour les pincer.*

Cette attraction des lèvres, qui doit être faite de manière qu'elles viennent presque se coller contre les dents, place tous les organes de la voix et de l'articulation dans une position très favorable à leur jeu ; elle détruit les effets physiques du bégaiement, facilite la retention de l'air dans la poitrine, avantage non moins considérable, donne beaucoup de grâce à la voix et rend l'articulation nette et distincte. On doit donc se garder, avec la plus grande attention, de lâcher les lèvres, sinon elles viendront bientôt se jeter en avant et faire le *cul de poule*, comme dans le bégaiement ; la langue retombera dans le bas de la bouche, comme dans le bégaiement, et tout l'air que l'aspiration aura introduit dans la poitrine s'échappera tout à coup, toujours comme dans le bégaiement.

(5) *Et porter la pointe de la langue vers le palais, en arrière.*

Comme je l'ai déjà dit, le bègue, en parlant, a toujours la pointe de la langue dans le bas de la bouche, observation que Mme Leigh, de New-York, a faite la première. Le moyen que j'indique est aujourd'hui employé par la plupart des personnes qui s'occupent de la cure du bégaiement.

(6) *Retenir la respiration, comme pour se grossir.*

C'est pour tenir en réserve une suffisante quantité d'air, avoir le thorax toujours ouvert, et maintenir l'attraction de tous les organes de la parole. Cette recommandation est implicitement comprise dans la note 3.

(7) *Observer le rhythme de la parole.*

Il oblige à prononcer toutes les syllabes l'une après l'autre, régulièrement, sans précipitation, comme dans le chant.

(8) *Exécuter en parlant, même dès avant l'émission de la première syllabe, un léger traînement ou bourdonnement de la voix, de telle sorte que la voix soit continue et que cette continuité ne s'interrompe qu'aux endroits où une pause est indiquée par le sens.*

C'est là un de mes procédés auxquels j'attache le plus d'importance, quoique tous soient d'une rigueur absolue; il suffit de dire qu'il rend la voix *continue*. Ce traînement ou bourdonnement, qui a quelque analogie avec l'action du soufflet de l'orgue, n'est point du tout désagréable ni ridicule; il plaît beaucoup chez certaines personnes, qui l'emploient même sans bégayer, et chez qui il semble être naturel. Il ralentit l'expression (v. note 9.)

(9) *Donner une inflexion de voix juste, pleine, hardie.*

J'ai déjà dit que l'articulation seule est de nul effet pour la parole, et que les efforts tardifs pour former la voix amènent le bégaiement; or, la première syllabe d'une phrase étant toujours la plus difficile à prononcer, il est nécessaire, surtout ici, de ne fixer d'abord l'attention que sur la voix, et de ne considérer l'articulation que comme chose secondaire. Le traînement ou bourdonnement, qui doit venir imperceptiblement avant l'inflexion de voix (v. note 8), facilite l'émission de cette dernière, qui sera encore plus facilitée si l'on se figure en même temps qu'on va chanter : tout, dans les procédés, permet d'avoir cette idée. — C'est tout-à-fait immédiatement après avoir exécuté les mouvemens expliqués aux notes 2, 3, 4 et 5, qu'il faut faire agir la voix.

(10) *En articulant la première syllabe très distincte-*

ment, avec un grand mouvement de la bouche, si l'articulation le demande.

J'ai fait observer, dans la note précédente, qu'on
ne devait d'abord considérer l'articulation que
comme chose secondaire, et ce, afin de faciliter l'é-
mission du traînement ou bourdonnement de la voix,
puis celle de l'inflexion; mais du moment où la voix
agit, on doit articuler nettement; et, disons-le enfin,
malgré tout ce qui précède, l'articulation doit opérer
simultanément avec la voix. — Quant aux grands
mouvemens de la bouche, ils sont nécessaires pour
articuler trés distinctement, ainsi qu'on peut s'en
assurer à la chaire, à la tribune et au théâtre.

(11) *Tomber ainsi sur la deuxième syllabe, et sur toutes
les autres successivement.*

C'est-à-dire en observant tous les procédés indiqués précédemment.

(12) *En variant les inflexions autant que possible,
comme dans le chant.*

L'aspiration, le rhythme, le traînement de la voix,
la variation des inflexions, donnent à cette manière
de parler tous les caractères du chant.

(13) *Faire une nouvelle et profonde inspiration au commencement de chaque phrase, et quand la phrase est trop
longue, au commencement d'une période.*

Il ne faut pas attendre, pour faire ce mouvement

d'inspiration, que l'on y soit contraint par la gêne, ce qui indispose et fait mauvais effet; on doit sentir quand il devient nécessaire; il est des phrases qui exigent qu'on respire, deux, trois et quatre fois.

(14) *Gesticuler*.

Le geste, qui nous aide beaucoup, est toujours nécessaire en parlant; il ne devient ridicule que quand il est outré.

(15) *Parler avec un ton de fermeté, de conviction; avoir du sang froid, ne jamais se laisser déconcerter, être toujours prêt à répondre à son interlocuteur, et prendre tout le temps nécessaire à cet effet.*

D'après tout ce qui a été expliqué précédemment, il est superflu de donner ici aucune explication.

EXERCICES

Le nombre de jours à employer à chaque exercice doit être de quatre ou cinq : on l'augmentera s'il y a lieu. Quant aux exercices d'improvisation, qui sont les derniers, on pourra y rester dix, quinze et vingt jours.

Chaque jour, on doit faire trois répétitions d'une heure, le matin, à midi et le soir.

On évitera de prononcer toutes les syllabes muettes, comme dans les vers; on suivra, à cet égard, l'usage établi dans la conversation, en supprimant la plupart de ces syllabes muettes.

On n'entreprendra jamais un nouvel exercice sans savoir parfaitement celui qui le précède; de même on ne passera pas à une nouvelle phrase d'un exercice, sans savoir bien dire la précédente, à moins cependant que celle-ci n'offre quelque difficulté assez forte; en ce cas, on poursuit, mais on y revient souvent.

S'il se présente une syllabe difficile, on en prend note et l'on se forme de petites phrases où elle se représente souvent, précédée et suivie de syllabes différentes.

Quand on sait lire tout un exercice sans hésiter, on le répète plusieurs fois de mémoire; il n'est pas nécessaire pourtant de l'apprendre par cœur d'un bout à l'autre : on le sait suffisamment quand on l'a lu pendant quatre jours; du reste, le répétiteur peut aider au besoin.

Jusqu'à ce qu'on ne soit parvenu à appliquer naturellement les procédés, les lèvres seront toujours portées, par l'ancienne habitude, à se distendre et à aller se jeter en avant, surtout quand on aura à prononcer des syllabes où se trouvent les lettres *b, m, o, p, q, u, au.* Mais on est prévenu qu'il ne faut jamais les laisser obéir à cette ancienne habitude, sous peine de bégayer,

PREMIER EXERCICE.

Comme la première syllabe est presque toujours la plus difficile à prononcer, les phrases suivantes ont été arrangées de manière que chacune des lettres de l'alphabet se trouve trois fois au commencement de la phrase. On pourra vérifier ici quelles sont celles de ces lettres sur lesquelles on éprouve le plus de difficultés, afin de se former soi-même des phrases où elles reparaissent souvent.

Dans ce premier exercice, j'ai cru devoir marquer le rhythme. On doit se rappeler que lorsque, dans une partie de phrases, le nombre de syllabes est impair, la première se prononce seule et les autres deux à deux, sans toutefois que l'une prenne plus de temps que l'autre, à moins qu'il ne soit nécessaire pour le sens.

Avec — de l'or
on — entre — partout.

Af—fermis—sons—nous
dans — les bons — principes.

A part — quelques — hommes rares,
tout — le monde — est é—goïste.

Ba—biller — beaucoup,
ce — n'est pas — faire preuve — d'esprit.

Bien des — gens fort — petits
af—fectent de — grands airs.

Bon—heur et — richesse
ne — marchent pas
toujours — ensemble.

De grandes — protes—tations
peuvent être — de grands — mensonges.

Dire ce — qu'on ne sait — pas bien
c'est vou—loir bal—butier.

Doit-on — confondre — un fat
ou lui — tourner — le dos?

É—clairez — votre — raison ,
c'est tou—jours né—cessaire.

Enga—gez-vous — diffi—cilement ;
mais te—nez bien — votre — parole.

Est —il au—jourd'hui
des — gens vrai—ment ver—tueux ?

Faute — de sa—voir se — conduire
on marche — au pré—cipice.

Fi !
des gens — fiers et — hautains :
rien n'est — plus dé—testable !

Fort sou—vent la — fortune
fait — changer — nos sen—timens.

Gardez—vous bien
de — confier
le moin—dre secret.

Glis—sez lé—gèrement
sur les — paroles
qui — pourraient — déplaire.

Gouf—fre de — malheurs ,
Une — femme dé—bauchée
en—gloutit — biens et — honneurs.

Hâtons—nous de — jouir!
le temps — marche — toujours
et — nous en—traîne a—vec lui !

Hé !
mon—sieur Ni—colas,
comme vous — êtes fier
depuis
qu'on ne vous — a vu.

Ho ! ho !
que vous — êtes beau !
vous sou—venez-vous — toujours
de vos — sabots — fêlés ?

Il — est tou—jours né—cessaire
d'ê—tre sur — ses gardes
contre — la mal—veillance.

Ici — bas tout — périt,
le plus — grand con—quérant
et le — plus vil — atôme.

I—vres de — joie au—jourd'hui,
peut ê—tre que — demain
le cha—grin nous — tuera.

Ja—dis on — pressait
les — convives — à boire,
mais de — nos jours
on est — plus po—licé.

Je — crois que — la ga—lanterie
est tou—jours mé—prisable
chez la — femme comme — chez l'homme.

Ju—ger sur — les ap—parences,
rien n'ex—pose da—vantage
A tom—ber dans — l'erreur.

La vraie — huma—nité
ne trai—te rien — à la — rigueur
et sou—lage tou—jours la — misère.

Les — mouvemens
qui pa—raiss*ent* dans — le visage
sont — ordi—nairement — les signes
de ce — qui s*e* passe — dans le cœur.

L'homme sage — et simple
ne s'a—baisse pas
ni — ne se — soucie
d'a—baisser
l'orgueil — des autres.

Mal—gré tous — les soins
et tou*tes* — les pré—cautions,
il — faut tou—jours i—ci bas,
subir — sa des—tinée.

Mieux vaut — mourir
que d'ê—tre con—damné
a vi—vre cons—tamment
dans — un cru—el es—clavage.

Momens — précieux,
que ceux — de la — jeunesse!
Qui — sait bien — en pro—fiter
se — réser—ve d'heu—reux jours.

Ne — nous en — rappor—tons pas
à l'o—pinion— des autres ;
car sou—vent elle — doit tout
à — la pré—vention.

N'imi—tons pas
les gens — qui croient — à tout
ni ceux — qui ne croient — à rien.

Nous — aimons — tant à — rêver
que — souvent — nous nous — perdons
dans les — idées
les plus — extra—vagantes.

On nomme — cheva—liers d'in—dustrie,
ceux qui — sans biens — et sans — emploi,
vivent aux — dépens — d'autrui,
mais sans — qu'on puisse — les in—quiéter.

Ordi—nairement
l'homme — sensible
est — d'un ca—ractère
fort dif—ficile,
car — il faut — toujours
ména—ger sa — déli—catesse.

Obser—vons la — conduite — des autres,
non pour — censu—rer leurs — défauts,
mais pour — apprendre
à rec—tifier les —'nôtres,

Pen—dant qu'on — s'occupe — d'une chose,
il est — souvent — nuisible
de son—ger à — une autre.

Plus — nous pos—sédons
d'agré—mens dans — l'esprit
et — d'aisance — dans les — manières,
plus — nous sommes — goûtés
dans la — bonne so—ciété.

Pour par—venir — à plaire,
les filles — d'un cer—tain âge
se — donnent beau—coup de peine.

Que de — gens sa—crifiés

à l'am—bition — des rois
et au — fana—tisme — des prêtres !

Quand on — est a—moureux,
on fait — de grand*es* — folies
et — l'on peut — dire que — l'amour
est — l'ennemi — de la — raison.

Qui a — vécu — dans *le* monde
doit a—voir eu — au moins
une a—ventur*e* — bizarre.

Ré—véler — un*e* con—fession,
c'est — le crime — le plus — infâme
que puiss*e* — commettre — un prêtre.

Rien — au monde
ne sau—rait dis—traire un — avare
de ses — projets — d'accu—muler.

Rumi—ner cons—tamment
sur — la même — idée
c'est le — plus sûr — moyen
de tom—ber dans — l'abru—tissement.

Sans — connaître — un peu — de tout,
on n'est — guère en — état
de se — rendre a—gréable
dans — tout*es* les — conver—sations.

Si vous — avez — des qua—lités
Sa—chez les — bien faire — valoir ;
tel — est de—venu un — héros,
qui au—rait fort — bien pu
n'ê—tre qu'un — brigand.

Sous les — haillons — du pauvre

il — y a — souvent
plus — de gran—deur d'âme
que — sous les — parures — du riche.

Tel qui — déplaît — d'abord
par sa — physio—nomie,
peut — devenir — ensuite
fort a—gréable
par ses — manières
et — par son — esprit.

Tout homme — est faible,
et — par con—séquent
ex—posé — sans cesse
à — toutes sortes — de ten—tations.

Très peu — de gens
ont — le pri—vilége
d'ê—tre tou—jours à — l'abri
des fu—nestes — effets
de — la ca—lomnie.

Une femme — qui se — respecte
sait par — un regard
confon—dre l'in—solence
et — même la — prévenir.

U—ser d'ar—tifice
Pour in—sinuer — la vérité
dans les — esprits
trop pré—venus pour — l'entendre,
ce — n'est pas, — à mon — avis,
a—gir in—déli—catement.

U—topistes,
à — quoi servent

tous vos — beaux rêves ?
vous au—riez dû
venir — au monde
quatre — mille ans — plus tôt.

Valet — de basse-cour,
dé—signe un — homme qui travaille
pour — gagner — sa vie ;
valet — de cour,
veut dire — un homme — chamar—ré d'or,
qui — rampe comme — un vil — serpent
aux pieds — d'un maître
qu'il tra—hira
à — la pre—mière oc—casion.

Vi—comtes et — marquis,
no—bles de — naissance,
le sont — souvent — moins d'âme
que le — dernier — des ro—turiers.

Vous — croyez —à la — vertu
des — gens qui — savent la — prôner ;
mais, — ne vous — y trom—pez pas,
il — en est — bien peu
qui — joignent l'e—xemple au — précepte.

Wallons !
vous — êtes ces — Nerviens
chez qui — le grand — César,
vainqueur — de l'u—nivers,
di—sait a—voir ren—contré
tant — de ré—sistance.

Xercès—Longuemain
était — ainsi — appelé
à cause — de l'ex—cessive longueur
de ses — deux bras.

Yeux — et o—reill*es* du — curieux
vous — rappor—tez quel—quefois
des — chos*es* peu — flatteuses
à — l'esprit — de vo—tre maître.

Zoïle,
mauvais — critique — d'Homère,
est ar—rivé
à la — posté—rité,
mais — avec — un tris—te nom :
quand on — veut dé—signer
un é—crivain — mauvais, — jaloux,
envi—eux et — malin,
On dit :
C'est un — Zoïle !

DEUXIÈME EXERCICE

Afin qu'on s'habitue peu à peu à vaincre toutes les difficultés, je ne sépare pas les syllabes, dans cet exercice, comme je l'ai fait dans le précédent; mais je mets toujours en caractères italliques les syllabes vraiment muettes.

L'amour-propr*e*
est le plus grand
de tous les flatteurs.

LA ROCHEFOUCAULT.

L'intérêt,
qui aveugle les uns,
est la lumièr*e* des autres,

LA ROCH.

Nous avons tous
assez de force
pour supporter
les maux d'autrui.

LA ROCHEFOUCAULT.

Nous promettons
selon nos espérances,
et nous tenons
selon nos craintes.

LA ROCH.

Nous n'avons pas
assez de force
pour suivre
toute notre raison.

LA ROCH.

La bonne grâce est au corps
ce que le bons sens
est à l'esprit.

LA ROCH.

Le silence
est le parti le plus sûr
pour celui
qui se défie de soi-même.

LA ROCH.

Il est plus honteux
de se défier
de ses amis
que d'en être trompé.

LA ROCH.

Si une pensée
ou un ouvrage

n'intéress*ent*
que peu de personnes ,
peu en parleront.

VAUVENARGUES.

Quand on sent
qu'on n'a pas *de* quoi
se faire estimer *de* quelqu'un ,
on est bien près
de le haïr.

VAUV.

Ceux qui nous font acheter
leur probité
ne nous vend*ent* ordinairement
que leur honneur.

VAUV.

Les joueurs
ont le pas
sur les gens d'esprit,
comme ayant l'honneur
de représenter
les gens riches.

VAUV.

Les grands hommes
Entreprenn*ent* les grandes choses
parce qu'*elles* sont grandes ;
et les fous
parce qu'ils les croi*ent* faciles.

VAUV,

Quelques découvertes
que l'on ait faites
dans le pays
de l'amour-propre,

il y reste encore
bien des terr*es* inconnues.

LA ROCHEFOUCAULT.

La philosophie
triomphe aisément
des maux passés
et des maux à venir;
mais les maux présens
triomph*ent* d'elle.

LA ROCH.

Nous avons plus de force
que de volonté ;
et c'est souvent
pour nous excuser
à nous-mêmes
que nous nous imaginons
que les choses
sont impossibles.

LA ROCH.

L'homme
croit souvent se conduire
lorsqu'il est conduit ;
et pendant
que par son esprit
il tend à un but,
son cœur l'entraîne
insensiblement
à un autre.

LA ROCH.

L'amour-propre
nous augmente
ou nous diminue

les bonnes qualités
de nos amis ,
à proportion
de la satisfaction
que nous avons d'eux ;
et nous jugeons
de leur mérite
par la manière
dont ils vivent avec nous.

LA ROCHEFOUCAULT.

Il y a peu
de passions constantes ;
il y en a beaucoup
de sincères ;
cela
a toujours été ainsi :
mais les hommes se piquent
d'être constans
ou indifférens,
selon la mode,
qui excède toujours
la nature.

VAUVENARGUES.

C'est une preuve
de petitesse d'esprit,
lorsqu'on distingue toujours
ce qui est estimable
de ce qui est aimable.
Les grandes âmes
aiment naturellement
tout ce qui est digne
de leur estime.

VAUV.

Lorsque les grands hommes
se laissent abattre
par la longueur
de leurs infortunes ,
ils font voir
qu'ils ne les soutenaient
que par la force
de leur ambition ,
non par celle de leur âme ;
et qu'à une grande vanité près
les héros sont faits
comme les autres hommes.

La Rochefoucault.

La plus fausse
de toutes les philosophies
est celle qui,
sous prétexte
d'affranchir les hommes
des embarras des passions,
leur conseille
l'oisiveté, l'abandon
et l'oubli d'eux-mêmes.

Vauvenargues.

La jalousie est
en quelque manière
juste et raisonnable ;
puisqu'elle ne tend
qu'à conserver un bien
qui nous appartient,
ou que nous croyons
nous appartenir ;
au lieu que l'envie
est une fureur

qui ne peut souffrir
le bien des autres.

La Rochefoucault.

L'orgueil
a plus de part
que la bonté
aux remontrances
que nous faisons
à ceux qui
commettent des fautes ;
et nous ne les reprenons pas tant
pour les en corriger
que pour leur persuader
que nous en sommes exempts.

La Roch.

Il est rare
que l'on approfondisse
la pensée d'un autre ;
de sorte que
s'il arrive dans la suite
qu'on fasse la même réflexion,
on se persuade aisément
qu'elle est nouvelle,
tant elle offre de circonstances
et de dépendances
qu'on avait
laissé échapper.

Vauvenargues.

La raison
et le sentiment
se conseillent et se suppléent
tour à tour.
Quiconque

ne consulte qu'un des deux
et renonce à l'autre,
se prive
inconsidérément
d'une partie des secours
qui nous ont été accordés
pour nous conduire.

VAUVENARGUES.

Il y a plus
de sérieux que de folie
dans l'esprit des hommes.
Peu sont nés plaisans.
La plupart le deviennent
par imitation,
froids copistes
de la vivacité
et de la gaîté.

VAUV.

Nous n'aimons pas
les zélés
qui font profession
de mépriser
tout ce
dont nous nous piquons
pendant
qu'ils se piquent eux-mêmes
de choses
encore plus méprisables.

VAUV.

Les hommes
ne sont pas seulement sujets
à perdre le souvenir
des bienfaits et des injures ;

ils haï*ssent* même
ceux qui les ont obligés,
et cess*ent* de haïr
ceux qui leur ont fait
des outrages.
L'application
à récompenser le bien
et à se venger du mal,
leur paraît une servitude
à laquelle
ils ont peine à se soumettre.

LA ROCHEFOUCAULT.

La modération
est une crainte de tomber
dans l'envie et dans le mépris
que méritent
ceux qui s'enivrent
de leur bonheur ;
c'est une vaine ostentation
de la force de notre esprit ;
enfin,
la modération des hommes
dans leur plus haute élévation,
est un désir de paraître
plus grands que leur fortune.

LA ROCH.

Un habile homme
doit régler le rang
de ses intérêts
et les conduire
chacun dans son ordre.
Notre avidité
le trouble souvent

en nous faisant courir
à tant de choses à la fois,
que pour désirer trop
les moins importantes,
on manque
les plus considérables.

LA ROCHEFOUCAULT.

Si la gloire et le mérite
ne rend*ent* pas les homm*es* heureux,
ce que l'on appel*le* bonheur
mérite-t-il leurs regrets?
Une âme un peu courageuse
daignerait-elle accepter
ou la fortune,
ou le repos d'esprit,
ou la modération,
s'il fallait
leur sacrifier
la vigueur
de ses sentimens
et abaisser
l'essor de son génie?

VAUVENARGUES.

Lorsque la fortune
veut humilier les sages,
elle les surprend
dans ces petites occasions
où l'on est ordinairement
sans précaution
et sans défense.
Le plus habile homme du monde
ne peut empêcher
que de légères fautes

n'entraîn*ent* quelquefois
d'horribles malheurs ;
et il perd
sa réputation
ou sa fortune
par un*e* petite imprudence,
comme un autre se casse la jambe
en se promenant dans sa chambre.

VAUVENARGUES.

Ce qui fait voir que les hommes
connaiss*ent* mieux leurs fau*tes* qu'on n*e* pense,
c'est qu'ils n'ont jamais tort
quand on les entend parler
de leur conduite :
le même amour-propre
qui les aveugle d'ordinaire,
les éclaire alors,
et leur donne des vues si justes,
qu'il leur fait
supprimer ou déguiser
les moindres choses
qui peuv*ent* être condamnées.

LA ROCHEFOUCAULT.

Le monde
est rempli de ces hommes
qui imposent aux autres
par leur réputation
ou leur fortune ;
s'ils se laiss*ent* trop approcher,
on passe tout à coup,
à leur égard,
de la curiosité
jusqu'au mépris,

comme on guérit quelquefois
en un moment
d'une *femme* qu'on a recherchée
avec ardeur.

VAUVENARGUES.

TROISIÈME EXERCICE

Je n'indique plus ici les syllabes muettes dont la prononciation doit être tout à fait nulle ; on les distinguera soi-même.

Personne presque
ne s'avise de lui-même
du mérite d'un autre.

LA BRUYÈRE.

Les femmes sont extrêmes :
elles sont meilleures
ou pires que les hommes.

LA BR.

Les hommes sont cause
que les femmes ne s'aiment point.

LA BR.

Se moquer
de la philosophie,
c'est vraiment philosopher.

PASCAL.

Voulez-vous
qu'on dise du bien de vous ?
n'en dites point.

PASCAL.

Diseur de bons mots,
mauvais caractère.

PASCAL.

Peu de chose nous console,
parce que
peu de chose nous afflige.

PASCAL.

L'homme n'est ni ange ni bête ;
et le malheur veut
que qui veut faire l'ange,
fait la bête.

PASCAL.

Les rivières sont des chemins
qui marchent et qui portent
où l'on veut aller.

PASCAL.

Il y a beaucoup de gens
qui entendent le sermon
de la même manière
qu'ils entendent les vêpres.

PASCAL.

Il y a un goût
dans la pure amitié
où ne peuvent atteindre
ceux qui sont nés médiocres.

LA BRUYÈRE.

Une grande reconnaissance
emporte avec soi
beaucoup de goût
et d'amitié

pour la personne
qui nous oblige.

LA BRUYÈRE

On guérit
comme on se console ;
on n'a pas dans le cœur
de quoi toujours pleurer,
et toujours aimer.

LA BR.

Il faut
briguer la faveur
de ceux à qui
l'on veut du bien,
plutôt que de ceux
de qui l'on espère du bien.

LA BR.

Toutes les fausses beautés
que nous blâmons
dans Cicéron
ont des admirateurs
en grand nombre.

PASCAL.

Quelle vanité
que la peinture
qui attire l'admiration
par la ressemblance des choses
dont on n'admire pas
les originaux !

PASCAL.

Un même sens
change selon
les paroles qui l'expriment.

Les sens
reçoivent des paroles
leur dignité,
au lieu
de la leur donner.

PASCAL.

La dernière chose qu'on trouve
en faisant un ouvrage,
est de savoir celle
qu'il faut mettre la première.

PASCAL.

Il est
également difficile
d'étouffer
dans les commencemens
le sentiment des injures,
et de le conserver après
un certain nombre d'années.

LA BRUYÈRE.

Pour gouverner quelqu'un
longtemps et absolument,
il faut avoir
la main légère,
et ne lui faire sentir
que le moins qu'il se peut
sa dépendance.

LA BR.

Il se trouve des hommes
qui n'écoutent ni la raison
ni les bons conseils,
et qui s'égarent volontairement
par la crainte qu'ils ont
d'être gouvernés.

LA BR.

C'est le rôle d'un sot
d'être importun :
un homme habile
    sent s'il convient
    ou s'il ennuie;
il sait disparaître
    le moment
qui précède celui
    où il serait
de trop quelque part.

La Bruyère.

Il me semble
que l'esprit de politesse
est une certaine attention
à faire que, par nos paroles
    et par nos manières
    les autres soient contens
    de nous et d'eux-mêmes.

La Br.

Ne pouvoir supporter
tous les mauvais caractères
    dont le monde est plein,
n'est pas un fort bon caractère :
    il faut, dans le commerce,
        des pièces d'or
        et de la monnaie.

La Br.

Si vous observez
    avec soin
    qui sont les gens
    qui ne peuvent louer,
    qui blâment toujours,
qui ne sont contens de personne,

vous reconnaîtrez
que ce sont ceux mêmes
dont personne n'est content.

LA BRUYÈRE.

Vous le croyez
votre dupe ;
s'il feint de l'être,
qui est plus dupe
de lui ou de vous?

LA BR.

La raison nous commande
bien plus impérieusement qu'un maître ;
car en désobéissant
à l'une
on est malheureux,
et en désobéissant
à l'autre
on est un sot.

PASCAL.

Les plus grandes choses
n'ont besoin
que d'être dites simplement ;
elles se gâtent par l'emphase ;
il faut dire noblement
les plus petites ;
elles ne se soutiennent
que par l'expression ,
le ton et les manières.

LA BRUYÈRE.

Toute confiance est dangereuse
si elle n'est entière :
il y a peu de conjectures

où il ne faille tout dire
ou tout cacher.
On a déjà trop dit
de son secret
à celui à qui
l'on croit devoir
en dérober
une circonstance.

LA BRUYÈRE.

Triste condition de l'homme
et qui dégoûte de la vie !
il faut suer, veiller,
fléchir, dépendre,
pour avoir un peu de fortune
ou la devoir
à l'agonie de nos proches :
celui
qui s'empêche de souhaiter
que son père y passe bientôt,
est un homme de bien

LA BR.

Les enfans peut-être
seraient plus chers à leurs pères,
et réciproquement
les pères à leurs enfans,
sans le titre d'héritiers.

LA BR.

On n'apprend pas aux hommes
a être honnêtes gens,
et on leur apprend tout le reste ;
et cependant
ils ne se piquent
de rien tant que de cela.

Ainsi ils ne se piquent
de savoir
que la seule chose
qu'ils n'apprennent point.

PASCAL.

L'on ne reconnaît plus
en ceux
que le jeu et le gain
ont illustrés,
la moindre trace
de leur première condition.
Ils perdent de vue leurs égaux
et atteignent
les plus grands seigneurs.
Il est vrai
que la fortune du dé
ou du lansquenet
les remet souvent
où elle les a pris.

LA BRUYÈRE.

L'esprit a son ordre,
qui est par principes
et par démonstrations ;
le cœur en a un autre.
On ne prouve pas
qu'on doit être ainsi
en exposant par ordre
les causes de l'amour :
cela serait ridicule.

PASCAL.

QUATRIÈME EXERCICE

Ici les diverses parties de la phrase ne sont séparées entre elles que par deux points placés horizontalement. Toutes les difficultés doivent se vaincre peu à peu. Je donne pour exercices les réflexions de La Rochefoucault sur la conversation.

DE LA CONVERSATION

Ce qui fait. . que peu de personnes. . sont agréables. . dans la conversation,. . c'est que chacun songe plus. . à ce qu'il a dessein de dire. . qu'à ce que les autres disent,. . et que l'on n'écoute guère. . quand on a bien envie de parler.

Néanmoins. . il est nécessaire. . d'écouter ceux qui parlent.. . Il faut. . leur donner le temps. . de se faire entendre,. . et souffrir même. . qu'ils disent. . des choses inutiles.. . Bien loin. . de les contredire. . et de les interrompre,. . on doit au contraire. . entrer dans leur esprit. . et dans leur goût,. . montrer qu'on les entend,. . louer ce qu'ils disent. . autant qu'il mérite. . d'être loué,. . et faire voir. . que c'est plutôt par choix. . qu'on les loue. . que par complaisance.

Pour plaire aux autres,. . il faut parler. . de ce qu'ils aiment. . et de ce qui les touche,. . éviter les disputes. . sur les choses indifférentes ;. . leur faire rarement. . des questions,. . et ne leur laisser. . jamais croire. . qu'on prétend avoir. . plus de raison qu'eux.

On doit dire les choses,. . d'un air. . plus ou moins sérieux,. .

et sur des sujets. . plus ou moins relevés,. . selon l'humeur. . et la capacité. . des personnes. . que l'on entretient,. . et leur céder aisément.. l'avantage de décider,. . sans les obliger. . de répondre. . quand ils n'ont pas. . envie de parler.

Après. . avoir satisfait. . de cette sorte. . aux devoirs de la politesse,. . on peut dire ses sentimens,. . en montrant qu'on cherche. . à les appuyer. . de l'avis. . de ceux qui écoutent,. . sans marquer. . de présomption. . ni d'opiniâtreté.

Évitons surtout. . de parler souvent. . de nous-mêmes,. . et de nous donner. . pour exemple.. . Rien. . n'est plus désagréable. . qu'un homme. . qui se cite lui-même. . à tout propos.

On ne peut aussi. . apporter. . trop d'application. . à connaître. . la pente et la portée.. de ceux à qui l'on parle,.. pour se joindre à l'esprit. . de celui. . qui en a le plus,. . sans blesser l'inclination.. ou l'intérêt des autres.. par cette préférence.

Alors.. on doit faire valoir. . toutes les raisons. . qu'il a dites,. . ajoutant modestement. . nos propres pensées. . aux siennes, . . et lui faisant croire,. . autant qu'il est possible,. . que c'est de lui. . qu'on les prend.

Il ne faut jamais rien dire. . avec un air. . d'autorité,. . ni montrer. . aucune supériorité. . d'esprit.. . Fuyons. . les expressions. . trop recherchées,. . les termes durs ou forcés,. . et ne nous servons point. . de paroles. . plus grandes que les choses.

Il n'est pas défendu.. de conserver. . ses opinions,. . si elles sont raisonnables... Mais il faut.. se rendre à la raison.. aussitôt qu'elle paraît,. . de quelque part qu'elle vienne ;. . elle seule doit régner. . sur nos sentimens ;. . mais suivons-

7

la. . sans heurter. . les sentimens des autres,. . et sans faire
paraître. . de mépris. . de ce qu'ils ont dit.

Il est dangereux. . de vouloir. . être toujours le maître. .
de la conversation,. . et de pousser trop loin. . une bonne
raison. . quand on l'a trouvée.. . L'honnêteté veut. . que
l'on cache quelquefois. . la moitié de son esprit,. . et que l'on
ménage. . un opiniâtre. . qui se défend mal,. . pour lui épargner. . la honte de céder.

On déplait sûrement. . quand on parle trop longtemps. .
et trop souvent. . d'une même chose,. . et que l'on cherche. .
à détourner. . la conversation. . sur des sujets. . dont on se
croit. . plus instruit que les autres... Il faut. . entrer indiffé-
remment. . sur tout ce. . qui leur est agréable,. . s'y arrêter. .
autant qu'ils le veulent,. . et s'éloigner de tout ce. . qui ne
leur convient pas.

Toute sorte de conversation,. . quelque spirituelle qu'elle
soit,. . n'est pas également propre. . à toutes sortes de gens
d'esprit.. . Il faut choisir. . ce qui est de leur goût. . et ce qui
est convenable. . à leur condition,. . à leur sexe,. . à leurs
talens,. . et choisir même. . le temps de le dire.

Observons le lieu,. . l'occasion,. . l'humeur. . où se trouvent les personnes. . qui nous écoutent;. . car. . s'il y a
beaucoup d'art. . à savoir. . parler à propos,. . il n'y en a
pas moins. . à savoir se taire... Il y a. . un silence éloquent. .
qui sert à approuver. . et à condamner;. . il y a un silence. .
de discrétion. . et de respect... Il y a enfin. . des tons,. . des
airs. . et des manières. . qui font. . tout ce qu'il y a d'agréable. . ou de désagréable,. . de délicat. . ou de choquant. .
dans la conversation.

Mais le secret. . de s'en servir. . est donné à peu de personnes... Ceux-mêmes. . qui en font des règles. . s'y mé-

prennent souvent:. . et la plus sûre. . qu'on en puisse donner,. . c'est. . écouter beaucoup,. . parler peu,. . et ne rien
dire. . dont on puisse. . avoir sujet. . de se repentir.

CINQUIÈME EXERCICE.

Dans cet exercice, il n'y a plus rien qui puisse
indiquer le rhythme; c'est uniquement le sens qui
doit guider. J'aurais pu, pour cet exercice, renvoyer
à un livre quelconque, si le morceau suivant de Montesquieu, ne m'avait paru le plus propre à recevoir
l'application des règles que j'ai données sur le
rhythme.

LES TROGLODYTES

Il y avait en Arabie un petit peuple, appelé Troglodyte, qui
descendait de ces anciens Troglodytes qui, si nous en croyons
les historiens, ressemblaient plus à des bêtes qu'à des hommes. Ceux-ci n'étaient point si contrefaits; ils n'étaient point
velus comme des ours; ils ne sifflaient point; ils avaient deux
yeux : mais ils étaient si méchans et si féroces, qu'il n'y avait
parmi eux aucun principe d'équité ni de justice.

Ils avaient un roi, d'une origine étrangère, qui, voulant
corriger la méchanceté de leur naturel, les traitait sévère-
ment : mais ils conjurèrent contre lui, le tuèrent, et exter-
minèrent toute la famille royale.

Le coup étant fait, ils s'assemblèrent pour choisir un gouvernement; et, après bien des dissentions, ils créèrent des magistrats. Mais, à peine les eurent-ils élus, qu'ils leur devinrent insupportables, et ils les massacrèrent encore.

Ce peuple, libre de ce nouveau joug, ne consulta plus que son naturel sauvage. Tous les particuliers convinrent qu'ils n'obéiraient plus à personne; que chacun veillerait uniquement à ses intérêts, sans consulter ceux des autres.

Cette résolution unanime flattait extrêmement tous les particuliers. Ils disaient : Qu'ai-je affaire d'aller me tuer à travailler pour des hommes dont je ne me soucie point? Je penserai uniquement à moi. Je vivrai heureux; que m'importe que les autres le soient? Je me procurerai tous mes besoins; et, pourvu que je les aie, je ne me soucie point que tous les autres Troglodytes soient misérables.

On était dans le mois où l'on ensemence les terres : chacun dit : Je ne labourerai mon champ que pour qu'il me fournisse le blé qu'il me faut pour me nourrir; une plus grande quantité me serait inutile : je ne prendrai point de la peine pour rien.

Les terres de ce petit royaume n'étaient point de même nature : il y en avait d'arides et de montagneuses; et d'autres qui, dans un terrain plus bas, étaient arrosées de plusieurs ruisseaux. Cette année, la sécheresse fut très grande, de manière que les terres qui étaient dans les lieux élevés manquèrent absolument, tandis que celles qui purent être arrosées furent très fertiles : ainsi les peuples des montagnes périrent presque tous de faim par la dureté des autres, qui leur refusèrent de partager la récolte.

L'année d'ensuite fut très pluvieuse : les lieux élevés se trouvèrent d'une fertilité extraordinaire, et les terres basses furent submergées. La moitié du peuple cria une seconde fois famine; mais ces misérables trouvèrent des gens aussi durs qu'ils l'avaient été eux-mêmes.

Un des principaux habitans avait une femme fort belle; son voisin en devint amoureux et l'enleva : il s'émut une grande querelle, et, après bien des injures et des coups, ils convinrent de s'en remettre à la décision d'un Troglodyte qui, pendant que la république subsistait, avait eu quelque crédit. Ils allèrent à lui et voulurent lui dire leurs raisons. Que m'importe, dit cet homme, que cette femme soit à vous ou à vous? J'ai mon champ à labourer ; je n'irai peut-être pas employer mon temps à terminer vos différends, et à travailler à vos affaires, tandis que je négligerai les miennes. Je vous prie de me laisser en repos et de ne m'importuner plus de vos querelles. Là-dessus il les quitta et s'en alla travailler à sa terre. Le ravisseur, qui était le plus fort, jura qu'il mourrait plutôt que de rendre cette femme ; et l'autre, pénétré de l'injustice de son voisin et de la dureté du juge, s'en retournait désespéré, lorsqu'il trouva dans son chemin une femme jeune et belle qui revenait de la fontaine : il n'avait plus de femme; celle-là lui plut; et elle lui plut bien davantage lorsqu'il apprit que c'était la femme de celui qu'il avait voulu prendre pour juge, et qui avait été si peu sensible à son malheur. Il l'enleva et l'emmena dans sa maison.

Il y avait un homme qui possédait un champ assez fertile, qu'il cultivait avec grand soin ; deux de ses voisins s'unirent ensemble, le chassèrent de sa maison, occupèrent son champ : ils firent entre eux une union pour se défendre contre tous ceux qui voudraient l'usurper ; et, effectivement, ils se soutinrent par là pendant plusieurs mois. Mais un des deux, ennuyé de partager ce qu'il pouvait avoir tout seul, tua l'autre et devint seul maître du champ. Son empire ne fut pas long : deux autres Troglodytes vinrent l'attaquer; il se trouva trop faible pour se défendre, et il fut massacré.

Un Troglodyte, presque tout nu, vit de la laine qui était à vendre ; il en demanda le prix : le marchand dit en lui-même : Naturellement, je ne devrais espérer de ma laine qu'autant d'argent qu'il en faut pour acheter deux mesures de blé ; mais je la vais vendre quatre fois davantage, afin d'avoir huit mesures. Il fallut en passer par là et payer le prix demandé. Je suis bien aise, dit le marchand, j'aurai du blé à présent. Que dites-vous, reprit l'acheteur ; vous avez besoin de blé ? J'en ai à vendre : il n'y a que le prix qui vous étonnera peut-être ; car vous saurez que le blé est extrêmement cher, et que la famine règne partout : mais rendez-moi mon argent, et je vous donnerai une mesure de blé ; car je ne veux pas m'en défaire autrement, dussiez-vous crever de faim.

Cependant une maladie cruelle ravageait la contrée. Un médecin habile arriva du pays voisin et donna ses remèdes si à propos, qu'il guérit tous ceux qui se mirent dans ses mains. Quand la maladie eut cessé, il alla chez tous ceux qu'il avait traités demander son salaire ; mais il ne trouva que des refus : il retourna dans son pays et y arriva accablé de fatigue d'un si long voyage. Mais, bientôt après, il apprit que la même maladie se faisait sentir de nouveau, et affligeait plus que jamais cette terre ingrate. Ils allèrent à lui cette fois et n'attendirent pas qu'il vînt chez eux. Allez, leur dit-il, hommes injustes, vous avez dans l'âme un poison plus mortel que celui dont vous voulez guérir ; vous ne méritez pas d'occuper une place sur la terre, parce que vous n'avez point d'humanité et que les règles de l'équité vous sont inconnues : je croirais offenser les dieux, qui vous punissent, si je m'opposais à la justice de leur colère.

On a vu comment les Troglodytes périrent par leur méchanceté même, et furent les victimes de leurs propres injustices. De tant de familles, il n'en resta que deux qui échappèrent aux malheurs de la nation. Il y avait dans ce pays deux hommes bien singuliers; ils avaient de l'humanité; ils connaissaient la justice; ils aimaient la vertu : autant liés par la droiture de leur cœur que par la corruption de celui des autres, ils voyaient la désolation générale et ne la ressentaient que par la pitié : c'était le motif d'une union nouvelle. Ils travaillaient avec une sollicitude commune pour l'intérêt commun : ils n'avaient de différends que ceux qu'une douce et tendre amitié faisait naître; et, dans l'endroit du pays le plus écarté, séparés de leurs compatriotes indignes de leur présence, ils menaient une vie heureuse et tranquille : la terre semblait produire d'elle-même, cultivée par ces vertueuses mains.

Ils aimaient leurs femmes, et ils en étaient tendrement chéris. Toute leur attention était d'élever leurs enfans à la vertu. Ils leur représentaient sans cesse les malheurs de leurs compatriotes, et leur mettaient devant les yeux cet exemple si triste : ils leur faisaient surtout sentir que l'intérêt des particuliers se trouve toujours dans l'intérêt commun; que, vouloir s'en séparer, c'est vouloir se perdre : que la vertu n'est point une chose qui doive nous coûter; qu'il ne faut point la regarder comme un exercice pénible; et que la justice pour autrui est une charité pour nous.

Ils eurent bientôt la consolation des pères vertueux, qui est d'avoir des enfans qui leur ressemblent. Le jeune peuple qui s'éleva sous leurs yeux s'accrut par d'heureux mariages : le nombre augmenta, l'union fut toujours la même; et la vertu, bien loin de s'affaiblir dans la multitude, fut fortifiée, au contraire, par un plus grand nombre d'exemples.

Qui pourrait représenter ici le bonheur de ces Troglodytes? Un peuple si juste devait être chéri des dieux. Dès qu'il ouvrit les yeux pour les connaître, il apprit à les craindre;

et la religion vint adoucir dans les mœurs ce que la nature y avait laissé de trop rude.

Ils instituèrent des fêtes en l'honneur des dieux. Les jeunes filles, ornées de fleurs, et les jeunes garçons, les célébraient par leurs danses, et par les accords d'une musique champêtre : on faisait ensuite des festins où la joie ne régnait pas moins que la frugalité. C'était dans ces assemblées que parlait la nature naïve ; c'est là qu'on apprenait à donner le cœur et à le recevoir ; c'est là que la pudeur virginale faisait en rougissant un aveu surpris, mais bientôt confirmé par le consentement des pères ; et c'est là que les tendres mères se plaisaient à prévoir de loin une union douce et fidèle.

On allait au temple pour demander les faveurs des dieux ; ce n'était pas les richesses et une onéreuse abondance ; de pareils souhaits étaient indignes des heureux Troglodytes ; ils ne savaient les désirer que pour leurs compatriotes. Ils n'étaient au pied des autels que pour demander la santé de leurs pères, l'union de leurs frères, la tendresse de leurs femmes, l'amour et l'obéissance de leurs enfans. Les filles y venaient apporter le tendre sacrifice de leur cœur, et ne leur demandaient d'autre grâce que celle de pouvoir rendre un Troglodyte heureux

Le soir, lorsque les troupeaux quittaient les prairies, et que les bœufs fatigués avaient ramené la charrue, ils s'assemblaient ; et, dans un repas frugal, ils chantaient les injustices des premiers Troglodytes, et leurs malheurs ; la vertu renaissante avec un nouveau peuple, et sa félicité : ils célébraient les grandeurs des dieux, leurs faveurs toujours présentes aux hommes qui les implorent, et leur colère inévitable à ceux qui ne les craignent pas : ils décrivaient ensuite les délices de la vie champêtre, et le bonheur d'une condition toujours parée de l'innocence. Bientôt ils s'abandonnaient à un sommeil que les soins et les chagrins n'interrompaient jamais.

La nature ne fournissait pas moins à leurs désirs qu'à leurs besoins. Dans ce pays heureux, la cupidité était étrangère ; ils se faisaient des présens où celui qui donnait croyait toujours avoir l'avantage. Le peuple troglodyte se regardait comme une seule famille; les troupeaux étaient presque toujours confondus ; la seule peine qu'on s'épargnait ordinairement, c'était de les partager.

On ne saurait assez parler de la vertu des Troglodytes. Un d'eux disait un jour : Mon père doit demain labourer son champ : je me leverai deux heures avant lui ; et, quand il ira à son champ, il le trouvera tout labouré.

Un autre disait en lui-même : Il me semble que ma sœur a du goût pour un jeune Troglodyte de nos parens; il faut que je parle à mon père et que je le détermine à faire ce mariage.

On vint dire à un autre que des voleurs avaient enlevé son troupeau : J'en suis bien fâché, dit-il, car il y avait une génisse toute blanche que je voulais offrir aux dieux.

On entendait dire à un autre : Il faut que j'aille au temple remercier les dieux ; car mon frère, que mon père aime tant, et que je chéris si fort, a recouvré la santé.

Ou bien : Il y a un champ qui touche celui de mon père, et ceux qui le cultivent sont tous les jours exposés aux ardeurs du soleil : il faut que j'aille y planter deux arbres, afin que ces pauvres gens puissent aller quelquefois se reposer sous leur ombre.

Un jour que plusieurs Troglodytes étaient assemblés, un vieillard parla d'un jeune homme qu'il soupçonnait d'avoir commis une mauvaise action et lui en fit des reproches. Nous ne croyons pas qu'il ait commis ce crime, dirent les jeunes Troglodytes : mais, s'il l'a fait, puisse-t-il mourir le dernier de sa famille !

On vint dire à un Troglodyte que des étrangers avaient pillé sa maison et avaient tout emporté. S'ils n'étaient pas injustes, répondit-il, je souhaiterais que les dieux leur en donnassent un plus long usage qu'à moi.

Tant de prospérités ne furent pas regardées sans envie : les peuples voisins s'assemblèrent, et, sous un vain prétexte, ils résolurent d'enlever leurs troupeaux. Dès que cette résolution fut connue, les Troglodytes envoyèrent au-devant d'eux des ambassadeurs, qui leur parlèrent ainsi :

Que vous ont fait les Troglodytes? Ont-ils enlevé vos femmes, dérobé vos bestiaux, ravagé vos campagnes? Non : nous sommes justes, et nous craignons les dieux. Que demandez-vous donc de nous? Voulez-vous de la laine pour vous faire des habits? voulez-vous du lait de nos troupeaux ou des fruits de nos terres? Mettez bas les armes; venez au milieu de nous, et nous vous donnerons de tout cela. Mais nous jurons, par ce qu'il y a de plus sacré, que si vous entrez dans nos terres comme ennemis, nous vous regarderons comme un peuple injuste, et que nous vous traiterons comme des bêtes farouches.

Ces paroles furent renvoyées avec mépris; ces peuples sauvages entrèrent armés dans la terre des Troglodytes, qu'ils ne croyaient défendus que par leur innocence.

Mais ils étaient bien disposés à la défense. Ils avaient mis leurs femmes et leurs enfans au milieu d'eux. Ils furent étonnés de l'injustice de leurs ennemis, et non pas de leur nombre. Une ardeur nouvelle s'était emparée de leur cœur : l'un voulait mourir pour son père, un autre pour sa femme et ses enfans, celui-ci pour ses frères, celui-là pour ses amis, tous pour le peuple troglodyte ; la place de celui qui expirait était d'abord prise par un autre, qui, outre la cause commune, avait encore une mort particulière à venger.

Tel fut le combat de l'injustice et de la vertu. Ces peuples lâches, qui ne cherchaient que le butin, n'eurent pas honte de fuir, et ils cédèrent à la vertu des Troglodytes, même sans en être touchés.

Comme le peuple grossissait tous les jours, les Troglodytes crurent qu'il était à propos de se choisir un roi : ils convinrent qu'il fallait déférer la couronne à celui qui était le plus juste, et ils jetèrent tous les yeux sur un vieillard vénérable par son âge et par une longue vertu. Il n'avait pas voulu se trouver à cette assemblée ; il s'était retiré dans sa maison, le cœur serré de tristesse.

Lorsqu'on lui envoya des députés pour lui apprendre le choix qu'on avait fait de lui : A Dieu ne plaise, dit-il, que je fasse ce tort aux Troglodytes, que l'on puisse croire qu'il n'y a personne parmi eux de plus juste que moi. Vous me déférez la couronne ; et si vous le voulez, il faudra bien que je la prenne : mais comptez que je mourrai de douleur d'avoir vu en naissant les Troglodytes libres, et de les voir aujourd'hui assujettis. A ces mots, il se mit à répandre un torrent de larmes. Malheureux jour ! disait-il ; et pourquoi ai-je tant vécu ! Puis il s'écria d'une voix sévère : Je vois bien ce que c'est, ô Troglodytes ! votre vertu commence à vous peser. Dans l'état où vous êtes, n'ayant point de chef, il faut que vous soyez vertueux malgré vous ; sans cela, vous ne sauriez subsister, et vous tomberiez dans le malheur de vos premiers pères. Mais ce joug vous paraît trop dur : vous aimez mieux être soumis à un prince, et obéir à ses lois, moins rigides que vos mœurs. Vous savez que pour lors vous pourrez contenter votre ambition, acquérir des richesses, et languir dans une lâche volupté ; et que, pourvu que vous évitiez de tomber dans les grands crimes, vous n'aurez pas besoin de la vertu. Il s'arrêta un moment, et ses larmes coulèrent plus que jamais. Et que prétendez-vous que je fasse ? comment se peut-il que je commande à un Troglodyte ? voulez-vous qu'il fasse une action vertueuse parce que je la lui commande. lui qui la ferait tout de même sans moi, et par le seul penchant de la nature ? O Troglodytes ! je suis à la fin de mes jours ; mon sang est glacé dans mes veines, je vais bientôt revoir vos sacrés aïeux : pourquoi voulez-vous que je les afflige et que je sois obligé de leur dire que je vous ai laissés sous un autre joug que celui de la vertu ?

SIXIÈME EXERCICE

IMPROVISATION

Dans cet exercice, on lira des anecdotes, des faits, etc., qu'on racontera, non pas textuellement, mais en improvisant les mots.

Tous les procédés indistinctement doivent toujours être observés ; aussi doit-on s'attacher à ne rien dire sans le posséder parfaitement dans son esprit, sinon on péchera contre le rhythme.

Je donne ici quelques faits et anecdotes pour exemple ; mais leur nombre ne suffit pas à beaucoup près : on en trouvera à volonté dans les journaux et autres écrits ; on peut en voir dix à quinze par jour, pendant cinq jours, en écrivant un mot pour se les rappeler, à mesure qu'on les lit.

Un jeune homme qui avait dissipé une fortune considérable, tomba malade, et on le saigna. Le médecin lui fit l'observation que le sang était vert. — Ma foi, dit-il, cela s'explique, puisque j'ai mangé tout mon bien en herbe.

————◇————

Un jour, l'avocat général Talon se rendait au Palais, monté sur un cheval fringant, qui lui donnait des ruades ; Talon frappait toujours, mais le cheval ne voulait pas avoir le dernier. Bautru vit cela en passant.—« Allons, dit-il, montrez-vous le plus sage. » Talon voulut se fâcher.—« Ce n'est pas à vous, reprit Bautru, que je dis cela, mais au cheval. »

————◇————

Un homme tomba en apoplexie, et sa femme courut en toute hâte chercher un médecin : — « Venez vite, Monsieur, dit-elle, mon mari est en *sicope*. — En sicope? Vous voulez dire en *syncope*? — Mettez *cinq copes,* si cela vous plaît ; il est dans un tel état qu'une *cope* de plus ou de moins n'y fait pas grand chose.

————◇————

Lord Macartney avait un frère qui affectait de dédaigner les grandeurs, quoiqu'une ambition démesurée le rongeât intérieurement. Le roi d'Angleterre, à qui on avait beaucoup parlé de cette abnégation, voulut s'assurer si elle était vraie et sincère. Il arriva qu'en ce moment l'ambassade de Londres à Madrid était vacante. Le roi ayant fait venir le lord : « Savez-vous l'espagnol, lui dit-il?—Non, sire.—C'est dommage. — S'il plaît à V. M., sire, je puis l'apprendre en très peu de temps. — Ah!... apprenez-le donc vite. — » Milord s'en retourne chez lui tout joyeux, bâtissant mille châteaux en Espagne, se met à l'étude, travaille avec un courage infatigable, si bien qu'au bout de trois mois, il possède parfaitement la langue espagnole. « Me voilà ambassadeur à Madrid, » se dit-il en se rendant chez le roi. Introduit près du monarque, il fait une harangue en espagnol. « Bravo ! interrompt le roi, vous apprenez à merveille ! A présent, je vous donne le conseil de lire *Don Quichotte*, dans l'original, attendu que les traductions en sont bien faibles.

Un curé et un officier traversaient ensemble la rivière dans une barque ; le curé était avec son âne. Le trop craintif aliboron tremblait à faire pitié au cœur le plus dur. L'officier voulut plaisanter le prêtre là-dessus, et celui-ci le vit dans son air.—Pourquoi ce tremblement de votre âme ? demande l'officier.—Si vous aviez, répond le curé, la corde au cou, les fers aux pieds et un prêtre à vos côtés, comme mon âne en ce moment, il est très probable que vous trembleriez encore plus que lui.

Sur le chapitre des distractions, le duc de Brancas était peut-être le seul qui ne le cédât point à Baron, le fameux comédien. On raconte de ce dernier une anecdote assez plaisante. Un jour qu'il avait presque laissé passer l'heure du spectacle dans lequel il devait paraître, il partit à la hâte de chez lui et, pour arriver plus vite à la comédie, prit une brouette, espèce de petite voiture à bras dont on se servait encore alors; mais trouvant que ce véhicule ne le transportait pas assez rapidement, il imagina un moyen et le mit promptement à exécution: il sortit de la voiture et la poussa par derrière..... En arrivant, il vit que le brouetteur riait à gorge déployée; puis, se regardant, il remarqua qu'il était crotté jusqu'à l'échine. Ce n'est qu'alors qu'il s'aperçut de son étourderie.

Deux étudians espagnols, qui se promenaient à la campagne, lurent sur une pierre pleine de boue, ces mots gravés : « L'âme du docteur Pedro Garcias est enfermée ici. » Le plus jeune, léger, sans jugement, s'écrie en riant : « Une âme enfermée sous une pierre ! Comme c'est sot une telle épitaphe ! »

Mais l'autre, plus sensé, vit là quelque mystère, et laissant marcher son compagnon en avant, il fouilla atttentivement, après avoir enlevé la pierre. Qu'on juge de sa surprise, de sa joie ! Il trouva une bourse de cuir contenant cent pièces d'or et un billet ainsi conçu : « Je te fais mon héritier, ô toi dont le bon sens a pénétré le mystère de mon inscription ! Fais un meilleur usage de ton argent que je n'en ai fait, moi. »

L'étudiant remit la pierre à sa place, et, muni de l'âme du docteur Pedro Garcias, il alla retrouver son camarade.

SEPTIÈME EXERCICE.

Les faits et anecdotes sont remplacés par des contes et historiettes, de plus en plus longs, de plus en plus compliqués. Je ne donne ici qu'un seul conte, très court. On en trouvera dans Boccace, Marmontel, Hoffmann, etc.

LE PAYSAN ET SON SEIGNEUR

CONTE

Un paysan qui avait fait une légère offense à son seigneur en fut cruellement puni par ce dernier. « Maraud, dit le seigneur, je devrais te faire pendre, comme il mérite à tous tes pareils; mais je suis bon, et je me contenterai de t'infliger une peine que tu choisiras toi-même dans les trois suivantes : ou manger de suite trente aulx sans boire, ou recevoir trente grands coups de bâton sur les épaules, ou payer à l'instant même cent écus. »

Le paysan se consulte et dit : « Manger trente aulx sans boire, la chose est impossible; trente coups de bâton sur les épaules, il n'en faut pas davantage pour les rompre; quant aux cent écus, cette somme est énorme, et il ne faut pas en parler. » Puis, se jetant aux pieds du seigneur : « Pour Dieu, monseigneur, miséricorde! »

— « Quoi! coquin, tu oses encore me répondre! Qu'on apporte une corde et qu'on le pende! »

Ces paroles glacent le paysan d'effroi, et il demande à faire choix de l'ail. Le seigneur fait cueillir les aulx, en recommandant de prendre les plus forts qui se puissent trouver. Il en compte trente et les met dans un plat. Le paysan prend le plus gros, le regarde d'un air piteux, et mange avec la plus grande répugnance. Le seigneur le surveille, dans la crainte qu'il n'avale sans mâcher. Le premier ail passe, puis le deuxième, le troisième, et notre pauvre diable arrive ainsi jusqu'à douze; mais là il s'écrie : « Dieu! la gorge me brûle!... à boire! à boire!... »

— « Ah ! dit en riant le seigneur, vous ne pouvez manger sans en même temps vous humecter le gosier; buvez, je ne vous en empêche point; étanchez bien votre soif, je vais vous faire apporter du vin. Mais quand vous aurez bu, vous choisirez ou de la bastonnade ou des écus. »

— « Eh bien, monseigneur, je vous supplie de défalquer sur les coups de bâton les douze aulx que j'ai mangés; car, pour les écus, je ne puis vous les payer, ne sachant où les trouver.»

— « Qu'il ne soit plus question des oignons ; tu va recevoir les trente coups de gaule. »

Le vassal s'arme de courage ; il boit un trait et se place pour recevoir la bastonnade. Il souffre le premier coup avec un courage stoïque. Au second, il invoque le ciel de venir à son aide. Au troisième, il grince des dents, se courbe et fait un bond. Bref, au cinquième, c'était horrible à voir : deux grands gaillards armés chacun d'un bâton, frappaient en cadence et n'y allaient pas de main morte.

— « Grâce ! s'écrie le patient, grâce ! »

Mais le seigneur, froid comme la glace, ordonne de continuer, en répétant sans cesse qu'il agit avec beaucoup trop de bonté. Les bourreaux recommencent et frappent de plus belle ; ils vont jusqu'à vingt coups, y compris les cinq premiers. Mais là le paysan, craignant pour ses jours, implore de nouveau la clémence de son maître.

— « Je n'en puis plus, dit-il, et si on continue, je succomberai. »

— « Vous pouvez vous en empêcher, dit le seigneur, en payant les cent écus ; mais il me les faut net et comptant ; vous êtes dur à la desserre, et je crois que vous les trouverez si vous y mettez de la bonne volonté ; du reste, s'il vous manque quelque chose, votre compère Pierre est là pour vous prêter. Mais vous n'aurez pas besoin de recourir à ce moyen, car votre pécule est rond, je le sais. »

Le malheureux, tout couvert de sang et de sueur, court au magot en faisant une horrible grimace, et revient avec les cent écus qu'il compte à son doux maître, et que celui-ci empoche.

Évitons de faire la moindre offense à celui qui a sur nous du pouvoir. Voilà un malheureux paysan qui, pour un fait tout léger, a beau s'humilier devant son maître, s'enflamme le gosier, se fait briser les épaules, et enfin vide sa bourse.

D'un autre côté, on fait quelquefois, pour se soustraire à un mal inévitable, des sacrifices qui doublent et triplent ce mal. En payant d'abord les cent écus, le paysan eût évité tout le reste de sa mésaventure.

HUITIÈME EXERCICE

Dans ce huitième et dernier exercice, on choisira des points de discussion, et on discutera avec le répétiteur ; mais sans s'échauffer. C'est ici surtout qu'il faut toujours conserver du sang-froid, de la présence d'esprit.

Quand on sera parvenu à ne plus éprouver la moindre hésitation avec le répétiteur, on se hasardera avec d'autres personnes ; d'abord avec des amis qui parlent posément, et insensiblement avec d'autres : on arrivera également peu à peu aux grandes discussions.

Quelles que soient les personnes à qui l'on parle, il faut toujours le faire avec calme, sans précipitation ; si elles s'échauffent ou parlent trop vite, ce n'est pas une raison pour que l'on fasse de même. Je ne saurais trop le recommander aux bègues : tenez-vous en garde contre ce penchant à l'imitation qui vous est naturel et qui vous porte, à votre insu, à prendre le ton de votre interlocuteur :

imitez ce sage que rien ne fait fléchir, qui demeure impassible au milieu des orages.

Recherchez avec soin toutes les occasions de parler, afin de donner beaucoup d'exercice aux organes, chose très essentielle; évitez les travaux trop assidus, et s'il faut que vous vous y livriez, tâchez de les interrompre de temps en temps pour parler, ne fût-ce que pendant quelques minutes.

Je crois qu'un mois de traitement, et souvent moins, suffira pour la cure radicale du bégaiement. Mais il faut qu'à compter du premier jour où la méthode est mise en pratique, l'on ne parle plus à qui que soit sans faire usage des procédés.

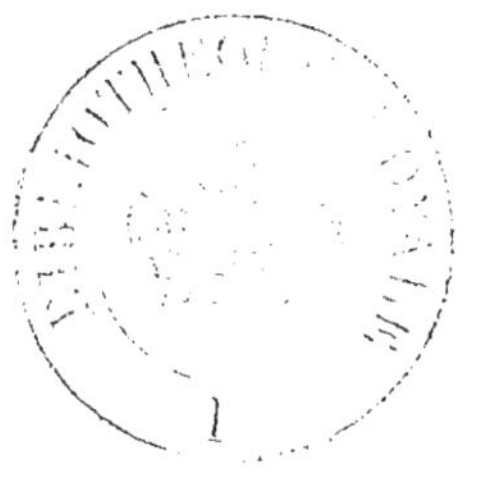

FIN

TABLE DES MATIÈRES

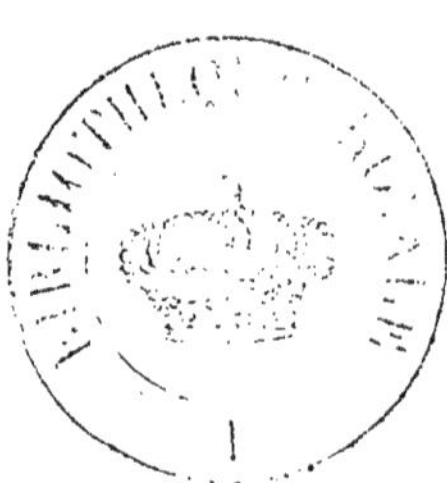

TYPOGRAPHIE DE J. FREY, RUE CROIX-DES-PETITS-CHAMPS, 33.